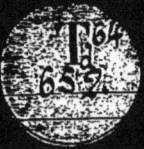

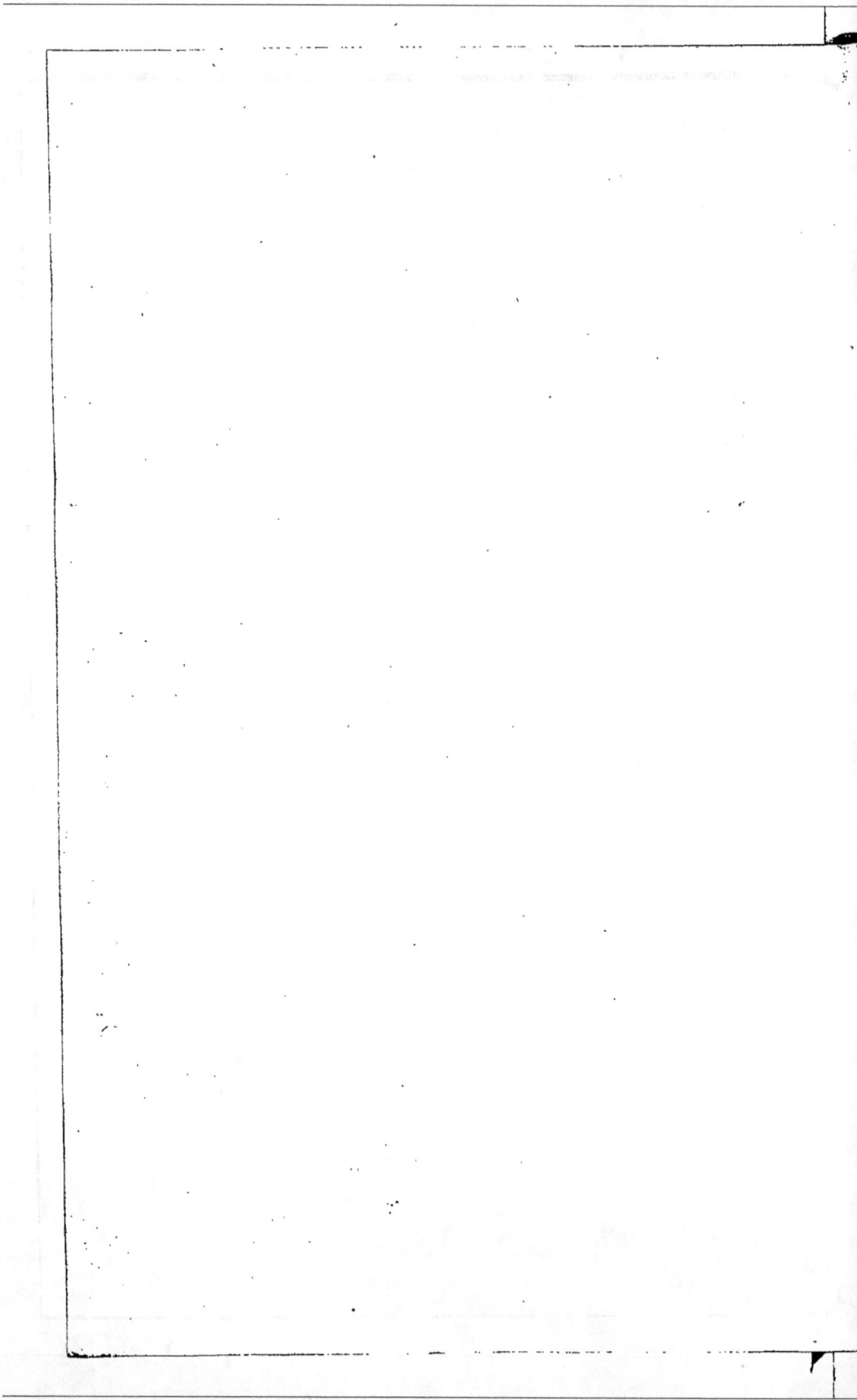

CONTRIBUTION A L'ÉTUDE

DE

L'ALBUMINURIE

DANS LA VARIOLE

PAR

Le Dʳ Pierre BOURGIN

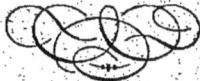

LYON

IMPRIMERIE NOUVELLE

52, Rue Ferrandière, 52

—

1885

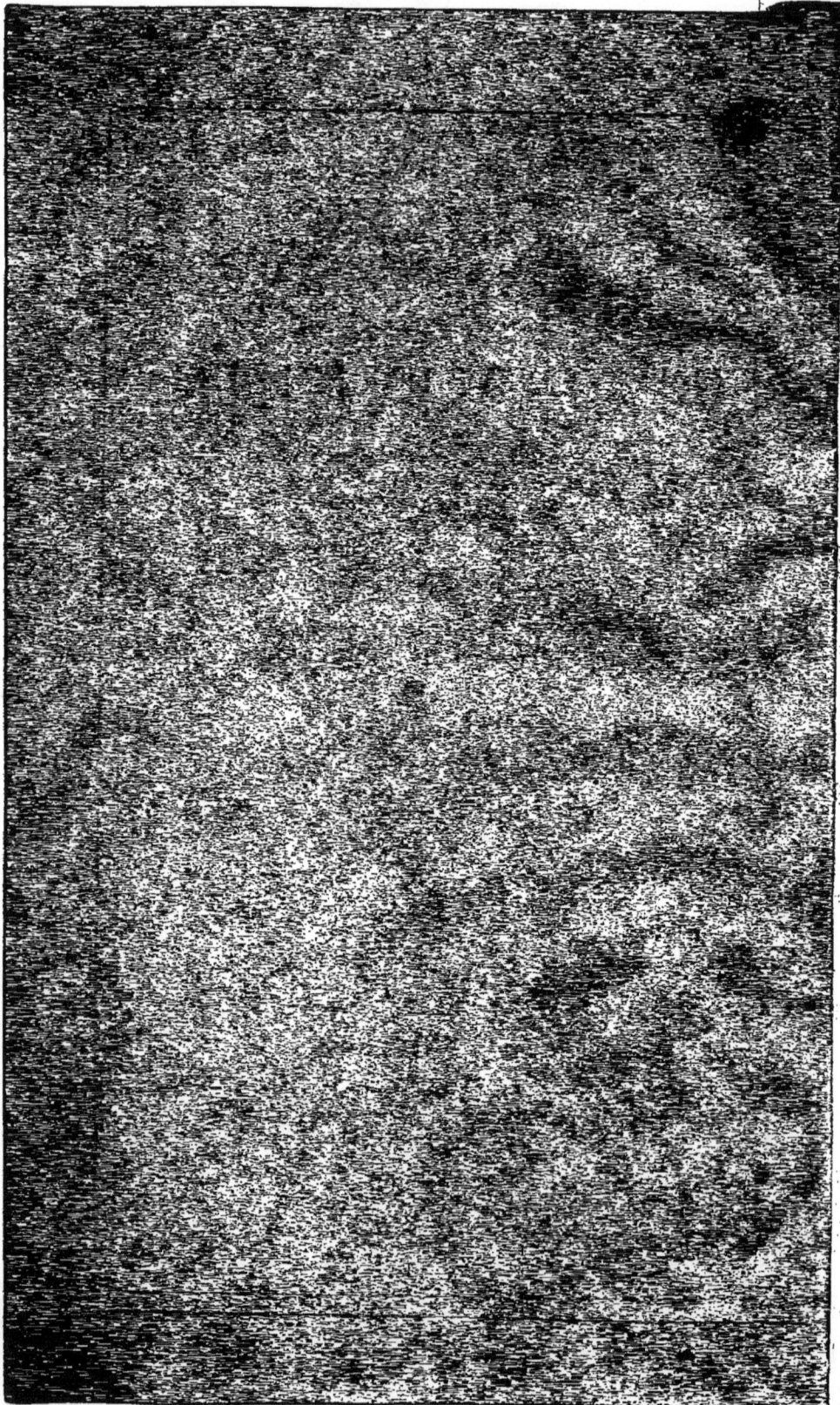

CONTRIBUTION A L'ÉTUDE

DE

L'ALBUMINERIE DANS LA VARIOLE

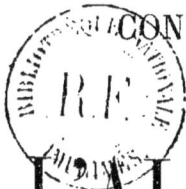

CONTRIBUTION A L'ÉTUDE

DE

L'ALBUMINURIE

DANS LA VARIOLE

PAR

LE Dʀ PIERRE BOURGIN

Ancien Interne provisoire des Hôpitaux de Lyon

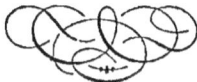

LYON

IMPRIMERIE NOUVELLE

52, Rue Ferrandière, 52

—

1885

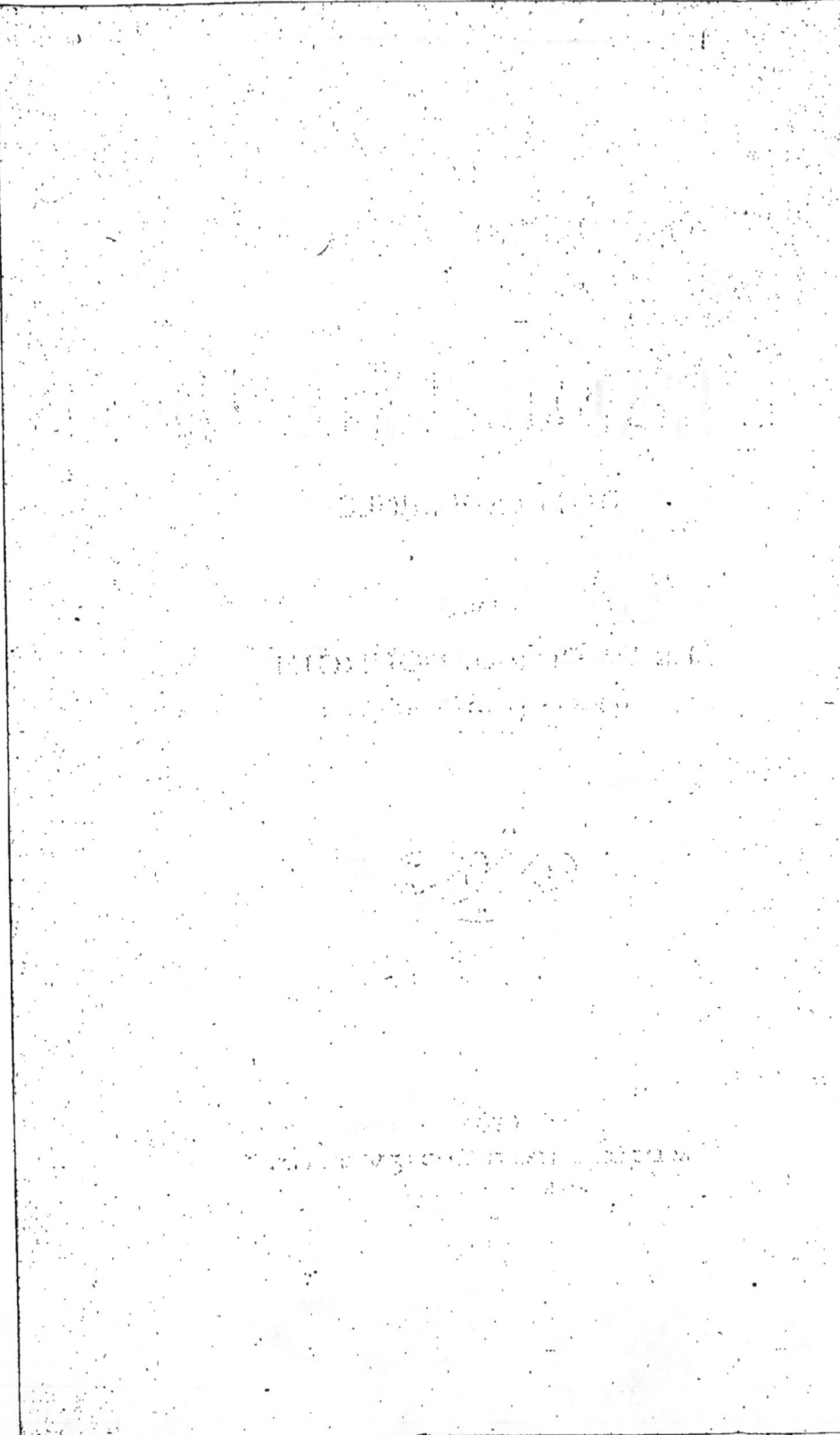

INTRODUCTION

Pendant l'épidémie de variole qui sévit à Lyon à la fin de l'année 1883 et pendant les huit premiers mois de l'année 1884, nous eûmes la bonne fortune d'être chargé du service d'interne des salles d'isolement des varioleux, à l'hôpital de la Croix-Rousse. En raison même de l'intensité de l'épidémie, nous eûmes à examiner un nombre considérable de malades, de tout âge, de toutes conditions, porteurs d'éruptions de gravité bien dissemblable.

M. le Dr Vinay, professeur agrégé à la Faculté de médecine de Lyon, chargé à cette époque du service des varioleux, attira notre attention tout spécialement sur une complication fréquente de cette affection, sur l'albuminurie. Ce fait, observé depuis longtemps, et bien étudié depuis une douzaine d'années environ, n'avait cependant été noté que rarement dans la période de convalescence et alors seulement dans

2

des cas ayant présenté au début une gravité exceptionnelle. Pendant notre séjour à l'hôpital de la Croix-Rousse, nous avons été frappé de ceci, c'est que cette complication redoutable peut s'observer non seulement sur des cas graves, mais aussi sur des varioles discrètes et même sur de simples varioloïdes. Ce fait étant peu connu, nous avons essayé de l'étudier aussi complètement que possible et nous en avons fait le sujet de notre thèse inaugurale.

Diverses circonstances indépendantes de notre volonté ne nous ont pas permis de donner à la partie histologique de cette question toute l'importance que nous eussions voulu lui donner. Mais notre travail, basé sur un nombre considérable d'observations et d'examens quotidiens, a été fait surtout à un point de vue clinique.

Le premier chapitre aura pour objet une revue historique rapide et l'exposé sommaire des principaux travaux antérieurs.

Dans un second chapitre, nous étudierons l'albuminurie de la période aiguë de la variole, sa fréquence, son moment d'apparition, sa durée, son traitement.

Le troisième chapitre comprendra l'étude de l'albuminurie dans la période de convalescence.

Enfin, dans un quatrième et dernier chapitre, nous nous occuperons spécialement de l'anatomie pathologique et de la pathogénie.

Que notre maître, M. le D' Vinay, médecin des hôpitaux, professeur agrégé à la Faculté de médecine de Lyon, dont l'extrême bienveillance à notre égard ne s'est jamais démentie un seul instant, veuille bien recevoir ici le témoignage de notre gratitude la plus vive et la plus sincère.

Nous tenons aussi à remercier M. le professeur Soulier, médecin des hôpitaux, pour l'honneur qu'il nous a fait en voulant bien accepter la présidence de notre thèse.

Notre excellent ami M. F. Leclerc, interne des hôpitaux, s'est mis entièrement à notre disposition pour les recherches histologiques. Nous sommes heureux de lui en exprimer toute notre reconnaissance.

CONTRIBUTION A L'ÉTUDE

DE

L'ALBUMINURIE

DANS LA VARIOLE

CHAPITRE PREMIER

HISTORIQUE

Notre intention n'est pas de faire ici en détail l'historique de cette question, déjà parfaitement élucidé par de nombreux travaux antérieurs. La présence de l'albumine dans l'urine des varioleux a été en effet signalée depuis bien des années. Nous citerons, seulement pour mémoire, Abeille (*Traité des maladies à urines sucrées et albumineuses*, 1 cas sur 17), Martin-Solon (5 cas sur 11), Becquerel (1 cas sur 11), Parkès (1 cas sur 5), etc... Nous mentionnerons spécialement Rayer, qui dans son ouvrage sur les maladies des reins, accorde quelques mots à cette complication pendant la période de convalescence: » J'ai eu connaissance, dit-il, d'un cas de néphrite albumineuse, survenue dans la convalescence d'une variole confluente ». Gubler, dans

son article *Albuminurie* du Dictionnaire encyclopédique, M. Jaccoud, dans sa thèse inaugurale de Paris,
1860 (*Des conditions pathogéniques de l'albuminurie*)
et dans ses *Cliniques de la Charité* sur le Mal de
Bright, en parlent comme d'un accident fort rare.

Nous croyons devoir citer textuellement ici la
thèse de M. Jaccoud, qui donnera une idée complète
de l'état de la question en 1860 : « Non seulement
cette complication n'est point signalée dans la plupart
des traités classiques, non seulement ceux qui en
parlent ont soin de la noter comme une exception
rare, mais les auteurs qui ont fait de l'albuminurie
temporaire une étude spéciale ne signalent point la
variole parmi ses causes ; les médecins qui ont observé depuis quelques années des épidémies de cette
fièvre éruptive ne mentionnent point l'urine coagu-
lable. Ainsi Golding Bird (*Guy's hospital reports*,
1845), George Gregory (*London médical gaz.*, 1845),
Ramsford (*The Monthly journal*, 1849), Bennett
(*Clinical médicinal*, Eruptive Fevers, *The Monthly
journal*, 1852), sont muets à ce sujet. M. Empis
(*Archiv. génér. de médecine*, 1852), se tait également. La Société clinique de Guy's hospital, dans
son rapport du premier trimestre de 1846 rapporte
que sur 42 cas d'albuminurie un seul fut consécutif
à la variole (*Médical report of the clinical society
from january to march, 1846, Guy's hospital reports.* »

Comme on le voit, cette complication était univer-
sellement considérée comme fort rare. A peine
même, est-elle signalée pour la période de conva-

lescence. Pour Trousseau, au contraire, l'albuminurie se rencontrerait fréquemment, surtout dans la période aiguë. Celle de la convalescence ne serait que la conséquence d'une affection rénale développée au début de la variole et qui aurait passé alors inaperçue.

En 1870, M. Quinquaud publie dans les Archives générales de médecine (série 6, tome XVI) plusieurs articles sur l'épidémie de variole observée alors à la Pitié. Nous reviendrons sur les lésions rénales signalées par cet auteur ; nous mentionnerons seulement ses conclusions qu'il a formulées comme une loi : « Dans la variole, comme dans les maladies aiguës, l'albuminurie passagère est la règle chez les alcooliques bien accusés. » Nous verrons plus loin que de nombreuses observations viennent contredire absolument cette théorie hasardée.

En 1871, paraît dans le *Lyon-Médical* le mémoire de M. Cartaz, qui est une étude très complète de la question et dont voici en quelques mots la conclusion : L'albuminurie se rencontrerait dans 1/5 des cas de variole confluente ; si elle est transitoire, elle n'influe en rien sur la marche de la variole ; si elle est permanente, elle entraîne avec elle les désordres inhérents au Mal de Bright ; enfin, dans les formes hémorrhagiques, la présence de l'albumine est la règle.

Viennent ensuite les travaux de Huchard (*Etudes sur les causes de la mort dans la variole*, Paris 1872), de Sheby-Buch (Hôpital des varioleux de Hambourg, 1871-72, dans les *Archiv für Dermatologie und*

Syphilis, 123 cas sur 720), la thèse de Bourru (Paris 1874), un travail de Samson Gemmell, paru dans *The Glasgow médical Journal*, d'octobre 1874 (20 cas d'albuminurie à la période de convalescence sur 1,058 varioles observées).

M. le Dʳ Leudet, au Congrès pour l'avancement des sciences, à Reims, en août 1880, fit une importante communication sur la fréquence des hydropisies et des accidents rénaux dans la convalescence de la variole.

M. Barthélemy, dans son excellente monographie sur la variole (Th. Paris 1880) et M. Couillaut, dans sa thèse de Paris, 1881: « *De l'albuminurie dans la variole* », ont complété et coordonné toutes les publications antérieures. C'est à ce dernier ouvrage que nous nous sommes surtout adressé. Voici, brièvement, quelles sont ses conclusions : « L'albuminurie de la période aiguë est très fréquente, on l'observe dans toutes les formes de la maladie même les plus bénignes. On la rencontre plus souvent dans les varioles graves que dans les varioles légères. Sa durée, toujours très courte est de un ou deux jours dans la majorité des cas ; mais rarement elle persiste pendant quatre ou cinq jours. Dans tous les cas, cette albuminurie disparaît avec la période aiguë, elle n'est jamais le début d'une affection rénale. Elle ne se révèle par aucun signe clinique. Elle apparaît plus spécialement au début de l'éruption, pendant la fièvre de suppuration, ou lorsque la variole est compliquée. Il existe entre cette albuminurie et la marche de la température une relation évidente, qui peut s'expliquer par la superalbuminose sanguine; c'est un épiphénomène qui n'a aucune valeur pronostique. — L'albuminurie de la convalescence est une complication rare, on ne la rencontre qu'après les varioles confluentes ou très cohérentes. Elle est symptomatique d'une néphrite aiguë dont elle reproduit tous les caractères cliniques. C'est une complication très grave qui provoque parfois des attaques d'urémie rapidement mortelles, ou détermine une affection chronique des reins. »

Si nous avons entrepris de publier encore quelques mots sur un sujet aussi souvent et aussi bien étudié, c'est que d'après les nombreux cas qu'il nous a été donné d'observer à l'hôpital de la Croix-Rousse, nous sommes arrivé à certaines conclusions différentes de celles émises par les auteurs cités plus haut. De plus, nos préparations anatomo-pathologiques, absolument originales, viennent jeter un jour nouveau sur la pathogénie de cette affection.

Nous n'avons pas voulu, dans cet historique rapide, mentionner complètement les opinions et les statistiques de tous ceux qui se sont occupés de la question; nous y reviendrons à propos de chaque point spécial de notre travail, avec lequel elles pourront avoir un rapport immédiat.

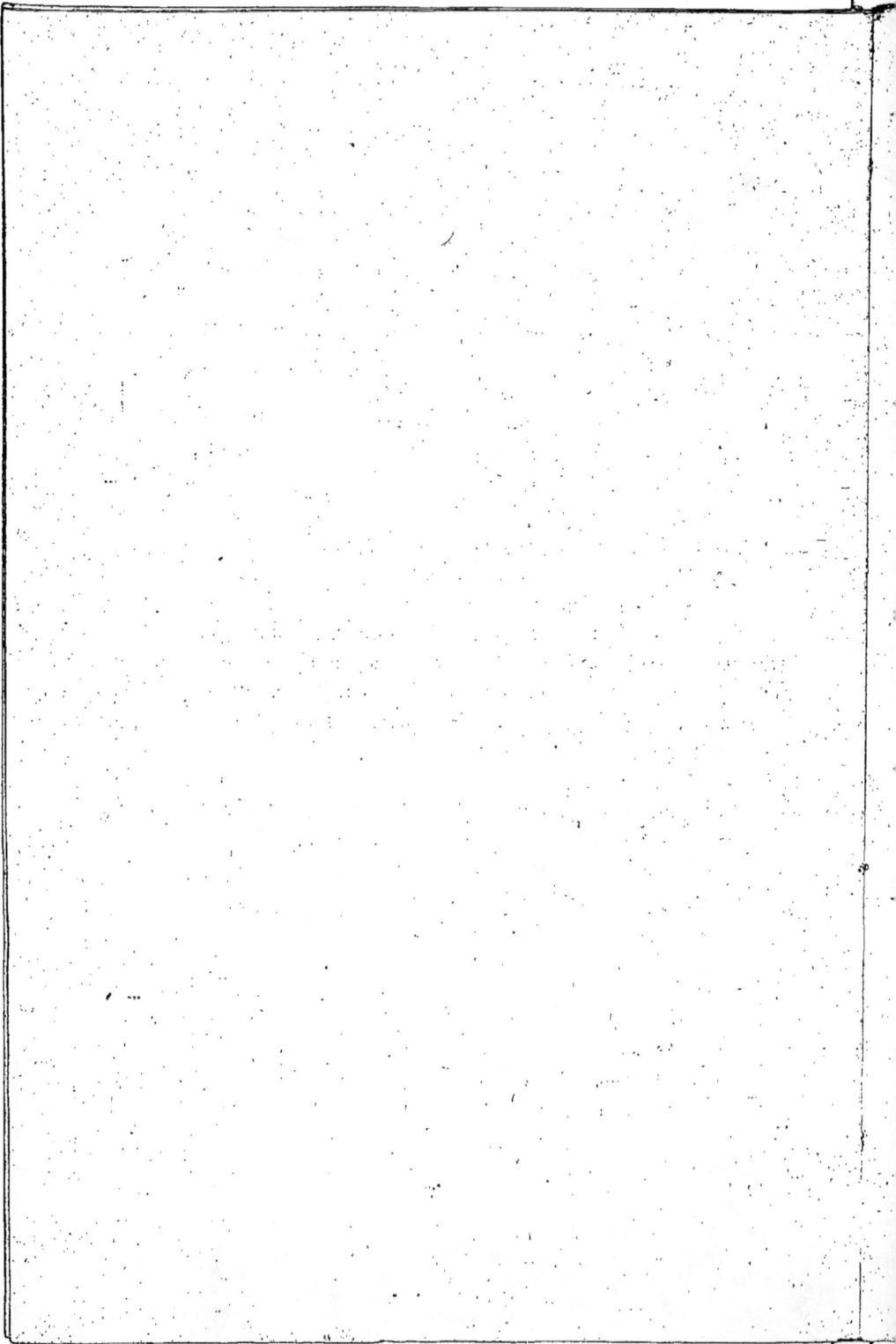

CHAPITRE II

ALBUMINURIE DE LA PÉRIODE AIGUE

L'albuminurie de la période aiguë de la variole ne ressemblant nullement à celle de la convalescence, soit comme marche, soit comme fréquence, soit enfin comme gravité, nous avons pensé qu'il était de toute nécessité d'étudier séparément ces deux formes cliniques si distinctes.

Nous nous occuperons spécialement, dans ce chapitre, de l'albuminurie du début, de sa fréquence, du moment où elle apparaît, de sa durée, de ses caractères, et enfin de son traitement.

§ Ier. — FRÉQUENCE

Nous avons eu à notre disposition plus de quatre cents observations personnelles, du mois de janvier au mois d'août 1884. Sur ce nombre considérable, il en est malheureusement plus d'une qui ne porte aucun renseignement sur l'état des urines. Cette lacune existe surtout pour les observations des femmes varioleuses, et elle s'explique par ce fait que la présence habituelle des métrorrhagies, au début de la maladie, ne permet pas de se procurer des urines non sanglantes.

Nous étudierons à part onze cas de variole hémorrhagique, dont l'albumine présente un caractère tout spécial.

Les cas observés, dont les urines ont été examinées, sont au nombre de 214 ; soit 165 hommes et 48 femmes ; ces 214 malades se répartissent ainsi :

	Cas ayant présenté de l'albumine	Pendant la période		Décès des variol. albumin.	
		aiguë	de convalescence	à la période aiguë	de convalescence
Varioloïdes.............	57	4	2	2	»	»
Varioles discrètes........	34	5	3	2	»	»
Varioles cohérentes moyennes......	68	33	20	13	7	2
Varioles cohérentes graves.	27	15	12	3	10	1
Varioles confluentes.......	28	20	19	1	16	1
Varioles.........	214	77	56	21	33	4

soit, en résumé, sur 214 cas de variole, 56 cas, ou environ 25 % d'albumine pendant la période aiguë.

Les chiffres que nous venons de citer montrent que l'albuminurie peut se rencontrer dans toutes les formes de la variole et même dans de simples varioloïdes ; par contre, elle peut manquer même dans les formes confluentes (6 cas chez les hommes, 2 cas chez les femmes, observation IX et suivantes).

§ II. — Moment d'apparition. — Durée

Le moment d'apparition de l'albumine a été très controversé. Pour Trousseau, elle surviendrait avec les phénomènes fébriles de l'invasion. M. Jaccoud la fait coïncider avec le début de l'éruption. Enfin, Gubler l'a vue le plus souvent apparaître à la période de suppuration.

Il nous serait très difficile d'apporter ici quelques données précises à ce sujet. Dans un service hospitalier, les malades arrivent à des périodes plus ou moins avancées de leur affection ; généralement à leur entré à l'hôpital, il sont déjà porteurs d'une éruption très nette.

La presque totalité des malades observés et chez lesquels on a noté la présence de l'albumine à la période aiguë, ont présenté cette albumine dès leur entrée à l'hôpital, c'est-à-dire en pleine évolution de leur exanthème. Il nous a été enfin très rarement donné de rencontrer de l'albumine à la période de suppuration, lorsqu'elle avait fait défaut aux périodes d'invasion et d'éruption.

Au point de vue de la durée, dans la majorité des cas, l'albumine a disparu avec la fièvre d'éruption et souvent même les premiers jours de l'éruption. Rarement, et alors seulement dans les formes graves, nous l'avons vue persister pendant la fièvre de suppuration.

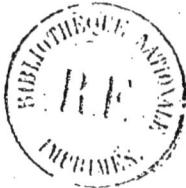

§ III. — Vaccination. — Age. — Sexe

Nous nous sommes préoccupé de savoir si les vaccinations pouvaient avoir une influence sur la présence de l'albumine dans l'urine des varioleux, en imprimant une marche plus favorable à l'éruption. Nous sommes arrivé à cette conclusion, que les vaccinations n'ont aucune influence sur le développement de l'albuminurie.

En effet, sur les 56 cas de la période du début, nous trouvons : 1 revaccination (à l'âge de 9 ans); 29 vaccinations de l'enfance, avec cicatrices apparentes; 9 malades n'ayant jamais été vaccinés; enfin, 7 cas douteux. En outre, plusieurs malades n'ayant jamais été vaccinés, n'ont présenté aucune trace d'albumine dans leurs urines (Observation XX).

Au point de vue de l'âge, chez les hommes, nous trouvons une moyenne de 27 ans environ, avec 14 et 59 comme âges extrêmes ; chez les femmes, 26 ans et 3 mois avec 15 et 46 comme âges extrêmes.

Au point de vue du sexe, nous notons :

Sur 165 h., 35 alb. du début, soit 21,2 %.
Sur 49 f., 21 id. soit 43,8 %.

Ce dernier chiffre paraît évidemment très élevé, mais il s'explique par ce fait, que le nombre des femmes, dont nous avons pu examiner les urines, est relativement restreint, eu égard au nombre des malades ayant séjourné dans la salle pendant le même espace de temps ; et sur ce nombre de femmes, ne présentant aucun renseignement à ce sujet, nous trouvons 82 varioloïdes et 21 varioles discrètes. Nous attacherons donc relativement peu d'importance à cette dernière statistique.

§ IV. — ANATOMIE PATHOLOGIQUE. — PATHOGÉNIE

Nous avons pensé que dans l'intérêt même de cette étude, nous devions examiner ensemble la pathogénie et l'anatomie pathologique de l'albuminurie pendant la période aiguë et pendant la période de convalescence de la variole. Nous nous en occuperons donc seulement à la fin de ce travail ; nous pourrons mieux alors faire un examen parallèle de ces deux questions si intimement liées entre elles.

§ V. — TRAITEMENT

Cette albuminurie du début de la variole nécessite-t-elle un traitement spécial ? Nous ne le pensons pas. Elle est plutôt un symptôme, inconstant souvent, mais en somme fréquent, de la période aiguë. Aussi ne faut-il pas s'en préoccuper outre mesure. Le pronostic n'en est pas beaucoup plus assombri, puisqu'on peut la rencontrer dans toutes les formes graves ou légères de la variole, et qu'elle peut absolument faire défaut, ainsi que nous l'avons vu précédemment, même dans des cas confluents. Le traitement général : toniques, bains froids, enroulement au drap mouillé, etc., qui s'adressera à la maladie elle-même, visera par le fait le symptôme spécial qui nous occupe et le modifiera dans un heureux sens en imprimant à la variole une marche favorable.

Les observations qui suivent ont trait à des cas relativement bénins de variole, même à des varioloïdes, ayant présenté de l'albuminurie pendant la période aiguë. Nous n'avons pas voulu relater tous les cas graves offrant aussi de l'albuminurie. Nous avons simplement tenu à montrer qu'on peut rencontrer cette complication même dans les formes très légères. Par contre, nous publions à la suite, une série de cas tout opposés ; il s'agit de varioles cohérentes graves et même confluentes, n'ayant présenté que très peu ou même point d'albumine pendant la période de début.

OBSERVATION I

Varioloïde discrète. — Albuminurie de la période aiguë. — Guérison.

R..., Jean-Baptiste, 28 ans, entré le 3 mars 1884, salle St-Joseph, n° 34. Vacciné dans l'enfance seulement. Pas de contagion directe connue. Début de l'invasion, le 29 février, au soir. Début de l'éruption, le 3 mars, au matin. Peu de pharyngite ; un peu de laryngite. Obscurité de la respiration aux deux sommets, surtout à gauche. Quelques râles fins au sommet gauche. Pas de sueurs nocturnes. Pas d'hémoptysies. Amaigrissement notable. Quelques points de côté erratiques.

4 mars. — Traces d'albumine dans les urines.

7 mars. — Les urines ne contiennent plus d'albumine.

23 mars. — Le malade sort parfaitement guéri.

OBSERVATION I *bis*

Varioloïde très discrète. — Albuminurie de la période aiguë. — Guérison.

B..., Anthelme, 21 ans, entré le 5 mai 1884, salle St-Joseph, n° 20. Vacciné dans l'enfance seulement. Début de l'invasion le 2 mai, au soir. Début de l'éruption le 4 mai, au soir. Pas d'épistaxis ni de pharyngite. Eruption extrêmement discrète.

7 mai. — Légères traces d'albumine dans les urines.

8 mai. — Plus d'albumine.

10 mai. — Le malade sort parfaitement guéri.

OBSERVATION II

Variole discrète. Albuminurie très passagère de la période aiguë. Guérison.

G..., Marie, 20 ans, entrée le 3 mai 1884, salle St-Jean, n° 3. Vaccinée dans l'enfance seulement. Début de l'invasion le 29 avril, au soir. Le 30 avril, apparition d'un rash purpurique aux plis de l'aine et remontant dans les creux axillaires. Les papules des mains et de la face ne sont venues que dans la journée du 3 mai. Pas de pharyngite. Léger épistaxis dans la nuit du 3 au 4 mai.

Les urines contiennent de l'albumine.

5 mai. — Encore quelques traces d'albumine.

6 mai. — Les urines ne contiennent plus d'albumine.

La fièvre est complètement tombée.

23 mai. — La malade sort parfaitement guérie.

4

OBSERVATION II *bis*

Variole discrète légère. Erysipèle secondaire autour d'une plaie du sein. Abcès de la convalescence. Albuminurie antérieure à l'érysipèle et réapparaissant sous l'influence de cette complication. Guérison.

B..., Etiennette, 36 ans, entrée le 9 juin 1884, salle St-Jean, n° 36, vaccinée. Venue de la salle Ste-Catherine, où elle subit l'amputation d'un sein. A son entrée dans la salle, l'éruption commence à peine à se produire. Pas d'épistaxis ni de rash. Pharyngite prononcée. Médication éthéro-opiacée.

11 juin. — Les urines contiennent une notable proportion d'albumine.

12 juin. — On cesse la médication éthéro-opiacée.

13 juin. — Plus d'albumine dans les urines.

14 juin. — Erysipèle du tronc autour de la plaie du sein. 1 litre d'émétique en lavage; 0,75 de sulfate de quinine. Les urines contiennent un léger disque albumineux.

17, 20 juin. — Persistance de l'albumine.

25 juin. — Plus d'albumine. L'érysipèle a disparu.

11 juillet. — La malade sort guérie de sa variole et de son érysipèle.

OBSERVATION III

Variole discrète. Rash purpurique. Albuminurie pendant la période aiguë. 4 bains froids à 25°. Guérison.

F..., Philibert, 24 ans, entré le 30 avril 1884, salle St-Joseph, n° 1. Vacciné dans l'enfance seulement. Début de l'invasion dans la soirée du 27 avril. A son entrée, le malade ne présente presque point d'éruption, à peine quelques papules rosées qu'on devine plutôt qu'on ne voit. Aux plis de l'aine, rash purpurique peu prononcé.

Bains froids toutes les six heures, à 25°, pendant quinze minutes.

Léger épistaxis dans la nuit du 30 avril au 1er mai. Pas de pétéchies.

Urines non sanglantes, fortement sédimenteuses, contenant une abondante proportion d'albumine.

Vin de malaga. 200 grammes.

50 grammes de rhum.

Thé au rhum, 500 grammes.

2 mai. — Persistance de l'abondance de l'albumine. Le malade a pris quatre bains; amélioration très marquée.

3 mai. — Les urines contiennent encore de l'albumine, mais elle est moins abondante.

4 mai. — Plus d'albumine dans les urines.

5 mai. — Id. id.

8 mai. — Id. id. On envoie le malade au grand bain.

25 mai. — Le malade sort parfaitement guéri.

OBSERVATION IV

Variole cohérente discrète. 5 bains froids à 23°. Albuminurie de la période aiguë. Guérison.

B..., Jean-Baptiste, 21 ans, entré le 3 mars 1884, salle St-Joseph, 18. Vacciné dans l'enfance seulement. Début de l'invasion le 28 février, au soir. Début de l'éruption dans la nuit du 2 au 3 mars. Pas d'épistaxis ni de pharyngite. Bains froids à 23° toutes les trois heures.

4 mars. — Les urines contiennent un peu d'albumine.

6 mars. — Plus d'albumine.

7 mars. — Deux onctions avec de la vaseline, un bain tiède à 32°. Les urines ne contiennent plus d'albumine.

8 mars. — Le malade va bien : la dessiccation commence. On cesse toute médication.

22 avril. — Le malade sort parfaitement guéri.

OBSERVATION V

Variole cohérente légère. Albuminurie de la période aiguë. Guérison.

B... Claude, 25 ans, entré le 1er août 1884, salle Saint-Joseph, n° 11. Vacciné dans l'enfance seulement. Début de l'invasion, le 26 juillet au soir. Début de l'éruption le 29 juillet. Gonflement de la face le 30. Pas d'épistaxis, ni de rash. Un peu de pharyngite. Pas de délire, pas d'agitation.

2 août. — Les urines contiennent de l'albumine.

4 août. — Persistance de l'albumine.

5 août. — Id. id. mais en moins grande quantité.

6 août. — Plus d'albumine dans les urines.

9 août. — Id. id. id. On envoie le malade au grand bain.

26 août. — Le malade sort parfaitement guéri.

OBSERVATION VI

Variole cohérente bénigne. Symptômes pendant l'incubation. Albuminurie de la période aiguë. Guérison.

B... Jeanne, 36 ans, entrée le 9 mai 1884, salle Saint-Jean, n° 10. Vaccinée dans l'enfance seulement. Invasion le 3 mai. Éruption le 6. Symptômes morbides pendant l'incubation.

10 mai. — La suppuration n'a pas encore commencé à la face.

13 mai. — Léger disque albumineux dans les urines.

26 mai. — Pas d'albumine dans les urines.

26 juin. — La malade sort parfaitement guérie.

OBSERVATION VII

Variole cohérente discrète. Albuminurie de la période aiguë. Guérison.

G... Claudine, 22 ans, entrée le 31 mai 1884, salle Saint-Jean, n° 28. Vaccinée dans l'enfance seulement. Invasion le 26 mai au soir. Eruption le 30 mai. Quelques épistaxis légers dans la période d'invasion. Un peu de pharyngite. Pas de rash.

Médication éthéro-opiacée.

1er juin. — Les urines contiennent de l'albumine.

2 juin. — Persistance de l'albumine. Les règles ont commencé à venir cette nuit seulement.

3 juin. — Gonflement œdémateux, douloureux du mollet gauche, à la suite des piqûres d'éther.

4 juin. — On cesse la médication éthéro-opiacée.

9 juin. — Le mollet gauche va bien. Pas d'albumine dans les urines.

16 juillet. — La malade sort parfaitement guérie.

OBSERVATION VIII

Variole cohérente discrète. Symptômes pendant toute la durée de l'incubation. Albuminurie de la période aiguë. Guérison.

T..., Marie, 27 ans, entrée le 17 juin 1884, salle Saint-Jean, n° 22. Vaccinée dans l'enfance. Revaccinée avec succès en 1870 (volumineuse cicatrice vaccinale au bras droit).

Phénomènes morbides pendant toute la durée de l'incubation. Eruption dans la nuit du 15 au 16 juin. Pas d'épistaxis, ni de rash. Un peu de pharyngite.

18 juin. — Les urines contiennent de l'albumine.

20 juin. — Médication éthéro-opiacée.

21 juin. — Encore un léger nuage albumineux dans les urines.

23 juin. — Plus d'albumine ; on cesse la médication éthéro-opiacée.

24 juillet. — La malade sort parfaitement guérie.

Nous publierons ici une série d'observations ou malgré la forme confluente ou cohérente grave de la maladie, nous n'avons constaté seulement deux fois que des traces d'albumine, et plus de douze fois l'absence de cette complication. Nous n'avons cité que ce nombre restreint de cas pour ne pas encombrer notre travail de faits inutiles. Les observations que nous relatons plus bas, sont par elles-mêmes assez concluantes pour suffire, malgré leur petit nombre, à éclairer cette question.

OBSERVATION IX

Variole confluente grave. Erysipèle pendant la convalescence avec albuminurie passagère. Guérison.

P..., Joseph. 16 ans, entré le 17 janvier 1884, salle Saint-Joseph au n° 33. — Vacciné dans l'enfance seulement. Début de l'invasion, le 13 janvier 1884. Début de l'éruption, le 15 janvier au soir. Epistaxis dans la journée du 17. Pas de pharyngite.

18 janvier. — Badigeonnages iodés sur tout le corps.

21 janvier. — Pas d'albumine dans les urines.

23 janvier. — Depuis hier soir, badigeonnages avec vaseline 3 p., et perchlorure de fer 1 p.

24 janvier. — Pas d'albumine dans les urines.

26 mars. — Depuis deux jours, érysipèle de la face, un peu d'albumine dans les urines.

27 mars. — Diarrhée. Etat général grave. Rien aux poumons, rien au cœur. T. R. : 41°,6. Persistance de l'albumine. Bains froids à 20°.

28 mars. — Le malade n'a pris que deux bains. Amélioration notable de l'état général.

29 mars. — Persistance de l'albumine.

1er avril. — Plus d'albumine dans les urines.

4 avril. —   Id.   id.

7 avril. — Le malade sort parfaitement guéri.

OBSERVATION X

Variole extrêmement confluente. Albuminurie passagère. 15 bains froids à 20° et 28 draps mouillés. Mort. Autopsie.

M..., Auguste, 30 ans, entré le 18 février, salle Saint-Joseph, n° 18. — Non vacciné. Début de l'invasion, le 15 février. Début de l'éruption, dans la nuit du 17 au 18 février. Pas de pharyngite. Plusieurs épistaxis légers.

19 février. — Bains froids à 20° toutes les trois heures.

20 février. — Pas d'albumine dans les urines.

21 février. — Persistance de la fièvre ; hier soir, 40°,8. Bains à 18°, sulfate de quinine, 1 gramme. Pas d'albumine dans les urines.

22 février. — On cesse les bains qui n'abaissaient pas la température et provoquaient des syncopes. Enroulement au

drap mouillé renouvelé tous les quarts d'heure. On obtient ainsi un abaissement marqué de la température.

23 février. — Pour la première fois, le malade a déliré, gonflement de la face. Commencement de la suppuration. Du côté des membres la confluence est extrême.

Rien aux poumons ; cœur sain ; le premier bruit est bien frappé.

Les urines, pour la première fois, contiennent de très légères traces d'albumine? Chloral : 4 grammes.

24 février. — Le malade est beaucoup plus calme, mais il supporte difficilement le drap mouillé.

25 février. — T. R. : 38°,1. Le malade est tranquille. On cesse le chloral. Rien au poumon, rien au cœur.

Il n'y a plus d'albumine dans les urines.

Gonflement de la face et des mains très marqué.

26 février. — Pas d'albumine dans les urines.

27 février. — Les urines ne contiennent aucune trace d'albumine. Grand abattement. Le malade répond à peine aux questions qu'on lui pose. Il meurt dans la nuit.

Autopsie. — Le 29 février 1884, au matin.

Encéphale. — Congestion légère du cerveau et des méninges.

Bronches. — Trachée et bronches envahies jusqu'aux petites divisions. Grande confluence dans la trachée. Pas d'œdème de la glotte.

Poumons. — Des deux côtés, le parenchyme est remarquablement sain ; aucune trace de congestion, ni aux bases ni en arrière.

Cœur. — Aucune lésion du péricarde, ni de l'endocarde ; le myocarde a une apparence nettement saine ; pas trace de de dégénérescence graisseuse. Sang diffluent, noirâtre, lie de vin ; il tache en rouge vineux l'endocarde et l'endartère.

Foie. — Présente à la surface convexe et à la coupe des îlots de dégénérescence graisseuse ; il est volumineux ; poids : 1,920 gr.

Rate. — 170 gr., moyenne assez dure.

Reins. — 220 et 210 gr. Augmentés de volume ; dégénérescence graisseuse de la substance corticale.

OBSERVATION XI

Variole extrêmement confluente. 10 bains froids, 4 draps mouillés ;
5 bains tièdes à 32° pendant 1 heure. Albuminurie pendant un jour
seulement. Mort. Pas d'autopsie.

S..., 24 ans, entré le 3 mars 1884, salle Saint-Joseph,
au n° 21. Vacciné dans l'enfance seulement. Début de l'invasion, 29 février 1884. Début de l'éruption, le 3 mars au
matin. Pas d'épistaxis, ni de pharyngite. Bains froids toutes
les 3 heures.

50 gr. de rhum. Vin de pharmacie. Vin de malaga.

4 mars. — Les urines contiennent beaucoup d'urates, mais
pas d'albumine.

5 mars. — Les urines contiennent un peu d'albumine.

6 mars. — Les urines ne contiennent plus de traces d'albumine.

7 mars. — Premier jour de la suppuration. Un bain tiède
cette nuit, délire de gestes et non de paroles.

8 mars. — Toujours de l'agitation nocturne ; le malade est
calme pendant le jour.

11 mars. — L'état général s'est beaucoup aggravé. T. R. :
40°,5. On continue les onctions à la vaseline et le bain tiède
à 32° avec : eau, 200 litres ; sulfate de cuivre, 1 kilog. Adynamie très grande. Pas d'albumine dans les urines.

12 mars. — Persistance du délire, qui a pris un caractère
professionnel. La dessiccation est complète à la face ; ailleurs,
elle n'a pas encore commencé. État général très grave. As-
cension continuelle de la température. L'odeur de la face est
insupportable. Adynamie très grande.

Impossibilité d'avoir des urines du malade.

13 mars. — T. R. : 41°,2. Mort dans la matinée.

Pas d'autopsie.

OBSERVATION XII

Variole confluente. — Pas d'albumine. — Guérison.

K... Louis, 23 ans, entré le 4 février 1884, salle Saint-Joseph, n° 31. — Vacciné dans l'enfance seulement. Pas de contagion directe connue. Début de l'invasion le 29 janvier 1884. Début de l'éruption le 1er février 1884. Pas d'épistaxis. Pharyngite légère. Eruption confluente.

Pas d'albumine dans les urines.

Un peu d'agitation nocturne, mais pas de délire proprement dit.

5 février. — 1er jour de la suppuration qui commence seulement à la face.

Traitement. — Badigeonnages : avec glycérine 2 p., teint d'iode 1 p., iod. de potass. q. s., sur tout le corps. Potion avec extrait de quina, 2 gr. ; rhum, 30 gr.

Pas d'albumine dans les urines.

11 février. — Pas traces d'iode ni d'albumine dans les urines.

1er mars. — Pas d'albumine.

19 mars. — Le malade sort parfaitement guéri.

OBSERVATION XIII

Variole extrêmement confluente. — Absence d'albumine. — Mort. — Autopsie.

J... Marc-Joseph, 32 ans, entré le 25 janvier 1884, salle Saint-Joseph, n° 3. Vacciné dans l'enfance seulement. Début de l'invasion le 19 janvier 1884. Début de l'éruption dans la nuit du 22 au 23 janvier. Pas d'épistaxis. Pharyngite légère. Blépharite. Rien à la cornée. Raucité de la voix. Eruption d'une confluence extrême. Eruption pharyngée intense. Rien aux poumons. Rien au cœur.

Les urines ne contiennent pas d'albumine.

26 janvier. — Début des badigeonnages avec vaseline 3, perchlorure de fer 1 ; l'éruption est d'une confluence extrême; chaque bouton est entouré d'une auréole inflammatoire. Ce matin, la suppuration commence à la face.

Pas d'albumine dans les urines.

28 janvier. — Aggravation rapide de l'état général. Pas de gonflement de la face. Langue sèche, rôtie. Un peu de gêne de la respiration par les mucosités laryngiennes. L'examen du cou et des poumons est complètement négatif. Pas de délire proprement dit.

Depuis hier, T. R. : 41°.

Le soir, 41°, 5. Impossibilité d'avoir des urines.

Le malade meurt à 9 heures du soir, le dixième jour de sa maladie.

30 janvier. — *Autopsie.*

Poumons. — Bronches rouges, congestionnées. Pas d'adhérences plurales. Le parenchyme pulmonaire est rouge foncé, congestionné dans les parties postérieures. Mais on ne voit nulle part traces de noyaux d'hépatisation.

Cœur. — Mou, flasque. Dégénérescence graisseuse des fibres du myocarde, au niveau du ventricule gauche, mais seulement dans la moitié supérieure avoisinant l'oreillette; la pointe paraît avoir la coloration normale. Pas de lésions d'orifices. Péricarde sain.

Reins. — Très anémiés.

Foie. — 2,000 gr., très pâle ; de loin en loin des îlots de dégénérescence graisseuse.

Rate. — 205 gr. Molle diffluente.

OBSERVATION XIV

Variole confluente. — Délire le premier jour de la suppuration. — Pas d'albumine dans les urines. — Guérison.

B... Joseph, 33 ans, entré le 20 janvier 1884, salle Saint-Joseph, n° 13. Vacciné dans l'enfance seulement. Pas de contagion directe connue. À son entrée, le malade délire, il est impossible d'avoir un renseignement exact sur la date du début de l'invasion et de l'éruption. Éruption confluente.

Pas d'albumine dans les urines.

Badigeonnages iodés à la face seulement.

22 janvier. — Délire toute la nuit. Camisole de force. Chloral, 4 gr.

23 janvier. — Le malade est plus calme. Nouveaux badigeonnages avec vaseline, 3 p., perchlor. de fer, 1 p. depuis hier soir.

24 janvier. — Le délire a cessé. Les battements du cœur sont réguliers et bien frappés. On cesse le chloral.

25 janvier. — Pas d'albumine dans les urines.

28 janvier. — Id. id.

7 février. — Quelques petits abcès de la cuisse droite.

11 février. — Les urines ne contiennent pas d'albumine.

16 mars. — Le malade sort parfaitement guéri.

OBSERVATION XV

Variole confluente. 6 bains froids à 22° pendant dix minutes. Pas d'albumine dans les urines. Guérison.

W... Jean, 23 ans, entré le 16 janvier 1884, salle Saint-Joseph, au n° 6. Vacciné dans l'enfance seulement. Début de l'invasion le 12 février 1884. Début de l'éruption le 15 février. Pas d'épistaxis, pharyngite assez vive.

Bains froids toutes les trois heures. Pas de délire. Pas d'agitation. Pas d'albumine dans les urines.

19 février. — Le malade a pris cinq bains froids. Aujourd'hui, début de la suppuration à la face.

Pas d'albumine dans les urines.

20 février. — Pas d'albumine dans les urines. Rien aux poumons, rien au cœur.

21 février. — La fièvre a beaucoup diminué. Plus de bains. Pas d'albumine dans les urines.

15 mars. — Le malade sort parfaitement guéri.

OBSERVATION XVI

Variole cohérente grave. Absence d'albumine dans les urines. Mort. Pas d'autopsie.

B... Pierre, 17 ans, entré le 15 février, salle St-Joseph, n° 15, non vacciné. Début de l'invasion le 11 février 1884 au matin. Début de l'éruption le 13 au soir. Pas d'épistaxis. Pharyngite prononcée. Éruption fortement cohérente.

Traitement. — Potion avec 50 grammes de rhum; potion avec 2 grammes d'extrait de quina; vin de Malaga, 200 grammes.

Pas d'albumine dans les urines.

18 février. — Application du masque Schwimmer.

23 février. — Toujours pas d'albumine dans les urines.

26 février. — La fièvre est plus marquée, T. R. : 40° 3, hier soir. Délire pendant la nuit pour la première fois. Le malade est très abattu. Les boutons s'affaissent, mais ne se sèchent pas. Pas d'albumine dans les urines.

27 février. — Le malade meurt à onze heures du soir. Pas d'autopsie.

OBSERVATION XVII

Variole cohérente grave. Pas d'albumine dans les urines. Mort. Pas
d'autopsie.

J... Marie, 27 ans, entrée le 15 mars 1884, salle St-Jean,
n° 38. Vaccinée(?) Début de l'invasion le 9 mars. Début de
l'éruption le 12 mars 1884. Pas d'épistaxis. Pharyngite
légère.

Confluence extrême sur les cuisses. Forme hémorrhagique
secondaire. Méthode éthéro-opiacée. Pas d'albumine dans les
urines.

21 mars. — La suppuration est commencée à la face depuis
plusieurs jours, elle s'accentue du coté des membres. Faiblesse
très grande. Pas de délire. Un peu de céphalalgie. Les urines
ne contiennent pas d'albumine.

22 mars. — Aggravation de l'état général ; T. R. : 39°. La
malade meurt dans la nuit du 22 au 23 mars.

Pas d'autopsie possible.

OBSERVATION XVIII

Variole cohérente grave. Délire mélancolique à la période de suppuration.
2 bains tièdes à 32° et 34°. Pas d'albumine dans les urines. Mort.
Autopsie.

E... Frédéric, 38 ans, entré le 18 mars 1884, salle St-Joseph,
n° 32. A son entrée à l'hôpital, le malade est complètement
dans le délire. Impossible d'avoir aucun renseignement sur la
date du début de l'invasion et de l'éruption. L'éruption fortement cohérente en est à sa forme papuleuse.

Les urines ne contiennent pas d'albumine. Chloral, 4 gr.

19 mars. — L'éruption entre dans la période vésiculeuse. Le malade est moins agité. Une ou deux vésico-pustules vers les ailes du nez. T. R. : 37°,5.

20 mars. — Pas d'albumine dans les urines. Cessation du délire. Suppuration de la face. T. R. : 38°,3. Un bain tiède à 32° pendant une heure.

21 mars. — La suppuration commence aux mains. Le malade supporte difficilement les bains. Second bain tiède à 34° pendant une demi-heure. T. R. : 39°,9.

22 mars. — Pas d'albumine dans les urines. T. R. : 40°. Adynamie extrême. Etat très grave.

23 mars. — Mort.

25 mars. — *Autopsie.* — Lésions ordinaires de stéatose des reins et du foie, qui est très augmenté de volume. Congestion hypostatique des deux poumons.

Hypertrophie commençante du ventricule gauche.

OBSERVATION XIX

Variole cohérente grave. Absence d'albuminurie. Mort. Pas d'autopsie.

D..., Jean-Claude, 41 ans, entré le 20 mars, salle Saint-Joseph, n° 11. Vacciné dans l'enfance seulement. Début de l'invasion, le 16 mars. Début de l'éruption, le 19 mars. Pas d'épistaxis ni de pharyngite.

24 mars. — Badigeonnages iodés. Pas d'albumine dans les urines.

25 mars. — Pas d'albumine. Pas de délire.

26 mars. — Pas d'albumine, ni d'iode dans les urines.

27 mars. — Id. id.

28 mars. — Etat général grave. Grand abattement. Affaissement des boutons. Pas de délire bien caractérisé; subdélirium la nuit seulement. Pas d'albumine dans les urines.

29 mars. — Pas de traces d'albumine, ni d'iode dans les urines.

30 mars. — L'état général s'aggrave de plus en plus. Mort à 3 heures du soir.

Pas d'autopsie.

OBSERVATION XX

Variole cohérente grave. Bain tiède à 32°. Pas d'albumine dans les urines. Guérison.

H...-C... Louis, 21 ans, entré le 3 avril, salle Saint-Joseph, n° 23. Jamais vacciné. Début de l'invasion, le 27 mars 1884. Début de l'éruption, le 30 mars. Pas d'épistaxis. Pharyngite légère. Eruption fortement cohérente. Pas d'albumine dans les urines.

4 avril. — Badigeonnages iodés sur tout le corps. Application du mélange Revillod à la face. Rhum, 50 gr. Vin de malaga, 200 gr. Eau panée vineuse.

5 avril. — Pas d'albumine dans les urines.

7 avril. —   Id.   id.

8 avril. — Pas d'albumine dans les urines. Jamais de délire. Le malade est en pleine suppuration.

9 avril. — Pas d'albumine dans les urines.

10 avril. — Urines claires, incolores, ne contenant aucune trace, soit d'albumine, soit d'iode. La suppuration marche très bien. Rien aux poumons, rien au cœur. T. R. : 40°,5 hier soir; P. : 100.

11 avril. — Ce soir, bain tiède à 32° pendant une heure. Pas d'albumine dans les urines.

12 avril. — Les urines ne contiennent toujours pas d'albumine ni d'iode.

15 avril. — Dessiccation complète; la décrustation commence à se prononcer. Persistance de la fièvre. T. R. : 39°,8

hier soir. Abcès de la cornée gauche. Pas d'albumine dans les urines.

7 mai. — Pas d'albumine dans les urines.

3 juin. — Le malade sort parfaitement guéri.

OBSERVATION XXI

Variole confluente. Lavements phéniqués. Un bain tiède de 15 minutes de durée. Absence d'albumine dans les urines. Mort. Pas d'autopsie.

J..., Marie, 16 ans, entrée le 9 avril 1884, salle Saint-Jean, n° 21. Vaccinée dans l'enfance seulement. Début de l'invasion le 3 avril. Début de l'éruption le 6 avril. Pas d'épistaxis. Pharyngite prononcée.

Pas d'albumine dans les urines. Trois lavements froids avec 0,50 d'acide phénique chacun.

14 avril. — Pas d'albumine dans les urines.

16 avril. — Hier soir, bain tiède de 15 minutes de durée. Syncope. T. R. : 40°,6.

20 avril. — Aggravation progressive de l'état général. Mort dans la nuit. Pas d'autopsie.

OBSERVATION XXII

Variole cohérente très grave. Ulcération de la cornée droite. Absence d'albumine dans les urines. Guérison.

K..., Christine, 25 ans, entrée le 14 juin 1884, salle St-Jean, n° 1. Vaccinée dans l'enfance seulement. Début de l'invasion le 10 juin au soir. Début de l'éruption dans la nuit du 13 au 14 juin. Epistaxis léger dans la journée du 12 juin. Un peu de pharyngite. Pas de rash.

4

17 juin. — Gonflement de la face très marqué. Pas de délire. Pas d'albumine dans les urines.

Traitement. — Potion avec 50 grammes de rhum.

Thé au rhum, 1 litre.

Vin de Malaga, 200 grammes.

18 juin. — Pas d'albumine dans les urines.

22 juin. —   Id.   id.

24 juin. —   Id.   id.

27 juin. —   Id.   id.

Ulcération de la cornée droite. Collyre à l'ésérine.

1er août. — La malade sort parfaitement guérie.

§ VI. — Formes hémorrhagiques d'emblée

Nous avons réservé l'étude de l'albuminurie dans les formes hémorrhagiques d'emblée. En effet, deux cas peuvent se présenter : les urines sont hématiques, et ce fait arrive le plus souvent ; d'autres fois, au contraire, les urines ne présentent aucun aspect extérieur pouvant faire soupçonner la présence du sang. Cependant, la marche même de l'éruption, sa forme hémorrhagique vraie nous ont amené à en faire leur étude à côté des varioles hémorrhagiques à urines hématiques, la présence d'une quantité, même minime de sang dans ces urines pouvant déterminer la production d'un nuage albumineux, sous l'influence de l'acide azotique. Les observations qui suivent ont trait à des malades ayant présenté une forme hémorrhagique vraie, et dont les urines au début, sans être hématiques, ont néanmoins fourni un précipité albumineux. Nous avons pensé qu'il était inutile de relater ici des faits de varioles hémorrhagiques avec urines sanglantes ; c'est ordinairement la forme la plus commune de cette affection, et elle est très bien signalée par tous les auteurs.

OBSERVATION XXIII

Variole hémorrhagique. Apparition de l'albumine le quatrième jour de la maladie. Urines sanglantes le soir du quatrième jour. Mort. Pas d'autopsie.

A... Joseph, 26 ans, entré salle Saint-Joseph, n° 28, le 19 mai 1884, non vacciné dans l'enfance. *Vacciné avec succès* le 15 mai 1884, deux jours avant la fin de l'incubation.

Début de l'invasion, le 17 mai, au soir. A son entrée à l'hôpital, 19 mai, on ne trouve aucune éruption, sauf, peut-être, à la face, vers les ailes du nez, où l'on devine, plutôt qu'on ne voit, quelques légères papules. Sur la face latérale gauche du thorax et dans l'aisselle droite, on remarque une marbrure rouge passé, semblable aux traces d'un ancien rash. Rien aux aines. Sur tout le corps, et principalement à la face, rougeur vive uniforme, s'effaçant à la pression du doigt. Pas d'épistaxis. Pas de pharyngite.

20 mai. — Les urines *ne contiennent pas* d'albumine. Rachialgie intense. Douleur à la pression à la région lombaire, de chaque côté de la colonne vertébrale. Cette douleur est exaspérée par le contact d'une éponge imbibée d'eau froide, au niveau de la colonne lombaire. Injection sous-cutanée de 0 gr. 02 de morphine.

Médication éthéro-opiacée.

21 mai. — *Pour la première fois*, les urines contiennent un

assez fort nuage albumineux. Les injections de morphine ont apaisé la douleur lombaire. Nuit calme. Depuis ce matin, apparition d'un rash purpurique, très apparent sur le côté gauche de la poitrine. Quelques pétéchies disséminées. Quelques rares papules sur les membres.

Le soir, l'éruption n'est pas plus avancée. Aspect cyanique de tous les téguments. Accentuation des pétéchies. Un peu de dyspnée. T. R. : 40°.

Les urines sont absolument *sanglantes*. Pas d'épistaxis. Pas de délire.

Le malade meurt dans la nuit.

Pas d'autopsie.

OBSERVATION XXIV

Variole hémorrhagique. Albuminurie dès l'entrée du malade. Hématuries le deuxième jour de son entrée. 16 draps mouillés. Mort. Autopsie.

D..., Jean-François, 30 ans, entré le 15 avril 1884, salle Saint-Joseph, n° 34. Vacciné dans l'enfance seulement. Début de l'invasion le 10 avril 1884 ; le 13, au soir, apparition d'un rash au pli de l'aine. Actuellement, teinte uniforme et scarlatineuse sur tout le corps. Rash purpurique ; quelques taches de pétéchies. Cyanose des lèvres ; injection des conjonctives. Quelques rares papules disséminées sur la face et le tronc. Langue violacée, humide. Pas d'épistaxis.

Les urines donnent un léger disque albumineux.

Drap mouillé toutes les six heures.

Vin de malaga, 250 grammes. Thé au rhum, 1 litre. Potion avec 50 grammes de rhum. Sirop pectoral, 50 grammes.

16 avril. — Les urines sont limpides, *non sanglantes*. Persistance du disque albumineux. Quelques papules du tronc et des membres prennent un aspect violet, noirâtre, très ac-

centué. Un peu de toux après les draps mouillés. Même traitement.

17 avril. — Depuis hier soir, les urines du malade sont absolument sanglantes. Le tronc présente actuellement une teinte rouge écarlate, uniforme. La plupart des papules prennent un aspect violacé très marqué. Il en est de même pour le rash inguinal. Pas d'épistaxis. Langue violacée. Lèvres noirâtres. Respiration haletante, saccadée, 30 à la minute. Pouls : 120, petit, filiforme. Pas de délire. Rien aux poumons. T. R. : 39°,5.

Le malade meurt dans la soirée.

Autopsie. — *Cœur.* Rien de spécial.

Poumons. Congestion hypostatique des deux bases.

Rate. Non augmentée de volume.

Reins. Très malades, macroscopiquement. Paraissent atteints d'une maladie de Bright déjà ancienne. Lésions hémorrhagiques de la muqueuse des calices, du bassinet et du commencement de l'uretère. Il ne s'agissait pas ici d'une simple imbibition, qu'un filet d'eau eût pu faire disparaître en partie.

OBSERVATION XXV

Variole hémorrhagique. 1 bain froid et 9 draps mouillés. Urines albumineuses, non sanglantes. Mort. Autopsie.

O..., Maxime, 26 ans, entré le 21 mars 1884, salle Saint-Joseph, n° 3. Vacciné dans l'enfance seulement.

Début de l'invasion le 18 mars. Le 21, au matin, apparition d'un rash scarlatiniforme aux plis de l'aine. Sur le reste du corps, actuellement pas d'éruption, sauf peut-être à la face dorsale des mains et le bord cubital des poignets, où l'on voit quelques plaques rouges saillantes. La face est rouge, sans papules. La peau est brûlante. Langue sèche, noirâtre. Epistaxis rebelle.

Drap mouillé toutes les six heures.

Injections d'éther. Rhum, 50 grammes.

22 mars. — Grande anxiété précordiale. Le rash s'est étendu et a envahi tout l'abdomen et le dos.

Etat général très grave. T. R. : 41°,2.

Les urines sont très pâles et contiennent un peu d'albumine.

23 mars. — Même état général grave.

Urines albumineuses, non sanglantes.

24 mars. — Aggravation de l'état général.

T. R. : 40°,5. Pas de délire. Le malade n'a pu supporter le drap mouillé. On lui donne un bain froid à 20°, qui provoque un épistaxis très rebelle.

Les urines *ne sont pas sanglantes*, mais contiennent une notable proportion d'albumine.

Le malade meurt dans la soirée.

26 mars. — *Autopsie :*

Foie énorme, 2,230 grammes, un peu congestionné.

Reins à stéatose corticale.

Congestion des deux poumons à la base.

Sang liquide, noirâtre.

Pas d'hémorrhagies au niveau des uretères, des calices ou des bassinets.

CHAPITRE III

Nous avons montré, dans la première partie de ce travail, que l'on pouvait rencontrer l'albuminurie de la période aiguë dans toutes les formes de la maladie, et que, d'un autre côté, on pouvait en constater l'absence, même dans des cas très graves, dans des varioles confluentes. Nous étudierons, dans ce chapitre, une albuminurie qui se rencontre à la période de convalescence, alors que le malade ne présente aucun état fébrile et qui se manifeste extérieurement par des phénomènes absolument nets et caractéristiques, contrairement à l'albuminurie de la période aiguë.

§ I. — Fréquence

L'albuminurie de la convalescence de la variole est connue depuis longtemps, mais elle a été surtout

bien observée depuis le mémoire de M. Cartaz, de
1871. Tous les auteurs en font une complication
rare. Ainsi, pour ne citer que les statistiques récen-
tes, M. Bourru la rencontre 4 fois sur 79 cas ;
M. Cartaz, 7 fois sur 106 cas ; M. Barthélemy, une
seule fois pendant l'épidémie de 1879, à l'hôpital
Saint-Antoine ; enfin, M. Couillaut, 3 fois sur 114
malades. Il est vrai de songer à cette remarque de
M. Loudet, de Rouen (Congrès de Reims, 1880), que
la fréquence de cette complication varie beaucoup
avec les épidémies observées. C'est ainsi que, sur
214 malades porteurs de renseignements sur l'état
de leurs urines, nous avons constaté 21 fois l'albumine pendant la convalescence, c'est-à-dire dans
10 °/₀ environ des cas observés. C'est la première
fois, croyons-nous, qu'une épidémie a présenté cette
complication dans une aussi forte proportion.

Nombre de malades	Cas ayant pré- senté de l'albumine	Pendant la période		Deces des variol. albuminuri.	
		aiguë	de convales- cence	Période aiguë	en convales- cence
Varioloïdes.......	57	4	2	2	»	»
Varioles discrètes..	34	5	3	2	»	»
Varioles cohérentes moyennes.	68	33	20	13	7	2
Varioles cohérentes graves...	27	15	12	3	10	1
Varioles confluentes	28	20	19	1	16	1
Varioles..........	214	77	56	21	33	4

D'après la plupart des auteurs qui se sont occupés
de la question, l'albuminurie ne se montrerait que
dans les formes très graves. Seul, M. Bourru (1874)
ne partage pas l'opinion générale : « L'albuminurie

dans la desquamation, dit-il, ne se rencontre qu'après la variole discrète, légitime et régulière. » Nous ne savons ce qui a pu déterminer M. Bourru à avancer un pareil fait. Pour notre part, sur les 21 albumineux de la convalescence, nous n'avons qu'un cas de variole confluente et 13 de variole cohérente moyenne ; nous n'en concluerons pas, cependant, que l'albuminurie de la convalescence ne se rencontre presque jamais dans les varioles confluentes. En effet, presque toutes les formes confluentes sont mortelles à la période aiguë ; il n'est donc pas étonnant de n'en trouver que très peu de cas à la période de décrustation. Par contre, nous produisons deux cas d'albuminurie à la période de convalescence de deux varioloïdes discrètes (Observations XXVI et XXVII). Ces faits sont extrêmement rares, et nous ne croyons pas qu'il existe déjà des observations complètes et détaillées de cas de ce genre.

§ II. — Moment d'apparition

Le moment d'apparition de l'albumine est très variable. C'est pendant la décrustation, et même alors que le malade ne présente à peine que quelques croûtes rebelles sur la face, qu'on la voit se manifester. La moyenne que nous avons trouvée est du 22 au 23ᵉ jour de la maladie. Chez une de nos malades, qui fait le sujet de l'Observation XXVIII, l'albumine n'est apparue qu'au 32ᵉ jour. Chez Mⁿᵉ D..., Mathilde (Observation XXVI), qui n'avait présenté qu'une varioloïde trés discrète, l'albuminurie a éclaté le 27° jour. Un autre malade (Observation XXIX), qui avait eu une variole confluente, ne présenta de l'albumine qu'au 29° jour de la maladie. En général, c'est du 20 au 25° jour qu'apparaît l'albumine. Sa présence n'est avancée ou retardée en aucune façon par le plus ou moins de gravité de l'éruption.

§ III. — Vaccination. — Age. — Sexe

Au point de vue de la vaccination et du sexe, nous trouvons sur nos 21 malades (12 h. et 9 f.) : 12 vaccinés une fois seulement dans l'enfance (6 h. et 6 f.); 7 non vaccinés (4 h et 3 f.); enfin, 2 cas douteux chez les hommes.

Au point de vue de l'âge : pour les hommes, nous avons 20 ans et 5 mois comme moyenne avec 15 ans et 33 ans comme âge extrême; chez la femme, 21 ans comme moyenne avec 15 et 35 ans comme âge extrême.

Faut-il tirer une conclusion de ces chiffres? Nous ne le croyons pas; le nombre en est trop restreint. La seule chose que l'on puisse souligner c'est le nombre relativement considérable des non vaccinés, 7 sur 21. Doit-on déduire de là que cette absence de vaccination a rendu la variole plus grave et a prédisposé à l'éclosion de l'albuminurie? C'est admissible, mais nous pensons que jusqu'à nouvel ordre cette idée ne doit point sortir du domaine de l'hypo-

thèse. Il existe, en effet, à côté de ces faits d'autres
faits nombreux où des malades, ne présentant pas de
traces de vaccination antérieure, n'en ont pas moins
présenté une variole absolument bénigne et sans
aucun accident rénal pendant la convalescence.

§ IV. — MODE DE DÉBUT. — SYMPTÔMES

Le mode de début est très variable. Tantôt l'albuminurie s'annonce brusquement par un état fébrile
intense, de la céphalalgie, des douleurs lombaires ;
l'examen des urines décèle alors la présence de l'albumine. Peu de temps après surviennent la bouffissure de la face et l'œdème des malléoles. Tel est le
cas de la malade de l'Observation XXVI ; le début
fébrile fut très accentué (T. R.: 40°,8), et fut le premier symptôme de l'affection.

Dans d'autres cas, au contraire, le début est absolument insidieux ; l'apyrexie est complète. Ce n'est
que la bouffissure de la face et l'œdème des membres
inférieurs qui met sur la voie du diagnostic. Nous
avons même vu des cas (Obs. XL) où l'albuminurie
ne se révélait absolument par aucun signe extérieur,
par aucun phénomène morbide ; ce n'est que par
l'examen accidentel des urines que nous découvrions
la présence de l'albumine, qui alors présentait une
forme transitoire très nette.

Une fois l'albuminurie établie, les symptômes peuvent présenter une grande variété comme intensité,

comme durée, comme terminaison. Chez les uns, les seuls symptômes éprouvés sont quelques malaises vagues, de l'inappétence, une céphalalgie quelquefois assez vive ; l'œdème reste limité au pourtour des malléoles ; au bout de peu de temps, sous l'influence d'un traitement approprié et suivi, tous ces symptômes disparaissent, l'œdème s'efface, les urines redeviennent normales ; la guérison, en un mot, est cliniquement complète.

Chez d'autres, au contraire, dès le début, l'anasarque devient générale ; des phénomènes de dyspnée se produisent par suite de l'œdème des poumons ; quelquefois même, l'œdème de la glotte nécessite la trachéotomie. Enfin, et les faits n'en sont malheureusement que trop nombreux, il survient des attaques d'urémie qui peuvent enlever le malade en quelques heures.

Comme on le voit, il y a donc des degrés dans cette symptomatologie ; mais la dernière forme a été, pendant cette épidémie, la plus fréquente et la plus meurtrière.

§ V. — Pronostic

La présence de l'albumine dans les urines des varioleux convalescents est toujours un fait très grave. Dans de nombreux cas, la maladie évolue très rapidement et détermine, en peu de temps, des accidents urémiques presque fatalement mortels. Nous pouvons cependant citer des faits de guérison de cas presque désespérés.

C'est ainsi que le malade de l'Observation XXXIII eut plusieurs attaques d'éclampsie très prononcées ; il sortit néanmoins guéri, une quarantaine de jours après le début de l'albuminurie. Malgré ces quelques faits de guérison, nous croyons que l'albuminurie de la convalescence de la variole est une complication fort redoutable qu'on doit surveiller attentivement par l'examen quotidien des urines et par une hygiène aussi rigoureuse que dans la convalescence de la scarlatine.

§ VI. — Traitement

Nous devons, tout d'abord, nous occuper des moyens prophyllactiques. Il faudra prendre, avec les varioleux convalescents, les précautions hygiéniques qui ont été indiquées pour la période de desquamation de la scarlatine. On devra éviter, autant que possible, l'impression subite du froid et surveiller attentivement l'envoi des malades aux bains. D'après le fonctionnement actuel du service d'isolement des varioleux dans les hôpitaux, les salles de bains se trouvent à une distance relativement considérable des dortoirs ; un enveloppement suffisant, au besoin, le transfert des malades dans des chaises à porteurs fermées, pourront, jusqu'à nouvel ordre, parer à cet inconvénient. Enfin, l'examen quotidien des urines, en révélant la maladie à son début, permettra de pouvoir la combattre avec beaucoup plus de chances de succès.

Le traitement consistera tout d'abord dans la diète lactée rigoureusement observée. Nous insistons surtout sur la bonne exécution de ce régime. En effet, il est facile de voir dans les hôpitaux, où les parents peuvent venir visiter les malades certains jours de la semaine et leur apporter des provisions du dehors, il est facile de voir, disons-nous, les lendemains des jours d'entrée, l'albumine augmenter notablement chez les malades soumis à la diète lactée ; ce régime étant pénible à supporter, les malades y suppléent avec les aliments apportés de l'extérieur.

Si l'albuminurie présente un début brusque avec un mouvement fébrile et des symptômes morbides accusés, il faudra appliquer une série de ventouses scarifiées à la région lombaire. Nous avons constaté une notable diminution de l'albumine et une amélioration réelle de l'état général toutes les fois que nous avons employé ce moyen d'action au début de l'albuminurie.

En même temps que la diète lactée, on pourra faire prendre au malade, soit une potion contenant de 0 gr. 60 à 1 gr. de chloroforme, soit mieux encore une potion avec 1 gr. d'acide gallique.

Dans les cas d'anasarque généralisée, on donnera les diurétiques habituels : nitrate de potasse, scille, digitale, vin de Trousseau, etc. Des mouchetures, souvent répétées sur les jambes et les bourses, apporteront un grand soulagement au malade, en provoquant l'issue d'une notable quantité de sérosité.

Enfin, contre les crises d'éclampsie, on aura recours à la saignée, au chloral, et surtout aux inhalations de chloroforme.

OBSERVATION XXVI

Varioloïde. Albuminurie de la convalescence au 27ᵉ jour de la maladie. Guérison.

D..., Malthilde, 15 ans, salle Saint-Jean, n° 1. Entrée le 15 mars 1884, vaccinée dans l'enfance seulement. Pas de contagion directe connue. Début de l'invasion, le 10 mars, au soir. Début de l'éruption le 13 mars. Pas d'épistaxis. Pas de pharyngite. Varioloïde discrète.

6 avril. — La malade allait très bien ; la dessiccation était terminée depuis longtemps ; la malade se levait, mangeait, lorsqu'hier matin, elle a été prise de malaise, de douleurs gastriques sans céphalalgie, sans troubles de la vue ni vomissements ; T. R. : le 5 avril, 40°,8 le matin, et 41° le soir. Ce matin, on constate de l'albumine dans les urines, en grande quantité. En même temps, bouffissure de la face, du cou.

Rien au cœur. A l'auscultation de la poitrine, matité aux deux bases ; en outre, à droite, souffle bronchique et râles sous-crépitants très secs, dans la moitié inférieure.

1 litre de lait, 6 ventouses scarifiées aux lombes.

7 avril. — Persistance de l'albumine, peut-être en moins grande quantité. Etat général meilleur. Mouvement fébrile moins accentué.

8 avril. — Persistance de l'albumine.

9 avril. — Id. id. mais peu marquée. Plus de fièvre.

14 avril. — Persistance d'un peu d'albumine et de l'apyrexie.

10 avril. — Encore un léger disque d'albumine. Etat général excellent.

17 avril. — Encore un très léger disque albumineux. On rompt la diète lactée.

19 avril. — La malade sort parfaitement guérie.

OBSERVATION XXVII

Varioloïde. Albuminurie de la convalescence au 12ᵉ jour de la maladie. Guérison.

B..., Léontine, 19 ans, salle Saint-Jean, n° 28. Entrée le 3 mai 1884. Vaccinée dans l'enfance seulement. Pas de contagion directe connue. Début de l'invasion, le 28 avril au soir. Début de l'éruption, le 30 avril au soir.

Pas d'épistaxis, ni de pharyngite.

Varioloïde discrète.

9 mai. — Retour de la fièvre depuis ce matin. Malaise général. Quelques frissons. Jusqu'à ce jour, la malade allait très bien; depuis deux jours, elle sortait sur la galerie extérieure. Actuellement, elle ne se plaint pas d'aucune douleur localisée, sauf un peu de lourdeur dans les lombes. (Au moment de l'invasion, cette malade n'avait présenté aucune rachialgie.) Les urines contiennent une notable proportion d'albumine. Rien à la gorge.

Traitement. — 1 litre de lait.

200 grammes, vin de Malaga.

Potion avec 1 gramme d'acide gallique.

10 mai. — Persistance de l'albumine, mais en bien moins grande quantité.

11 mai. — Plus d'albumine dans les urines. Abaissement de la température.

12 mai. — Pas traces d'albumine.

23 mai. — La malade sort parfaitement guérie.

OBSERVATION XXVIII

Variole discrète. Albuminurie de la convalescence au 32e jour
de la maladie. Guérison.

O..., Roselinote, salle Saint-Jean, n° 22, 15 ans, entrée le
9 août 1884. — Vaccinée dans l'enfance seulement. Début de
l'invasion, le 2 août au soir. Début de l'éruption, dans la nuit
du 4 au 5 août. Pas d'épistaxis, ni de rash. Pas de pharyngite ; deux jours après son entrée, un peu d'agitation, de
subdélirium. Le lendemain, la malade est abattue, mais tranquille.

Le 4 septembre, on constate de l'albumine dans les urines.
Depuis plusieurs jours, œdème des membres inférieurs, non
accusé par la malade.

Le 5 septembre, œdème de la main droite. Amélioration
progressive. Diminution rapide de l'albumine sous l'influence
de la diète lactée et de l'acide gallique.

Le 26 septembre, la malade sortait parfaitement guérie.

OBSERVATION XXIX

Variole confluente. Albuminurie de la convalescence au 29e jour de
la maladie. Œdème aigu des deux poumons. Mort. Autopsie.

R..., Eusèbe, 15 ans, salle Saint-Joseph, n° 30, entré le
18 décembre 1883. — Vacciné dans l'enfance seulement.
Pas de contagion directe connue. Début de l'invasion, le
14 décembre au soir. Début de l'éruption, le 17 décembre.

19 décembre. — Badigeonnages sur tout le corps avec
glycérine, 3 ; teinture d'iode, 1. Pas de renseignements
sur l'état des urines pendant la période aiguë.

5

27 décembre. — On cesse les badigeonnages. Dessiccation complète.

7 janvier. — Ouverture d'un petit abcès à la joue droite.

13 janvier. — Œdème des bourses et des membres inférieurs, un peu d'œdème de la face; urines fortement albumineuses.

16 janvier. — Le malade a été pris hier soir, à huit heures, d'une attaque d'urémie intense; à onze heures, coma, anasarque généralisée; écume buccale, cyanose des lèvres. Les deux poumons sont remplis dans toute leur hauteur de râles humides avec matité dans la moitié inférieure, chloroforme, ventouses thoraciques, saignée. Le malade meurt dans la nuit.

Autopsie le 18 janvier. — Pas d'œdème cérébral.

Cœur. — Sain; fibres musculaires macroscopiquement saines; pas de dilatation, pas d'hypertrophie.

Poumons. — Hydrothorax double, mais peu étendu (3/4 de litre environ). Les poumons ne sont pas comprimés, ne présentent aucune adhérence. Pas de dépoli de la surface pleurale. Les deux poumons présentent un œdème marqué dans toute leur étendue. A la coupe on voit s'écouler de la surface de section une grande quantité de liquide spumeux. En outre, on trouve disséminés dans les parties moyenne et inférieure de nombreux noyaux de pneumonie lobulaire, qui en certains points sont très confluents.

Reins. — Ils ne sont pas augmentés de volume, mais présentent dans la substance corticale les lésions macroscopiques de la néphrite parenchymateuse. Cette substance, par sa coloration blanc-jaunâtre, tranche avec la teinte rouge-violacée des pyramides. La décortication est très facile.

OBSERVATION XXX

Variole cohérente. Délire pendant l'invasion. Albuminurie pendant la convalescence au 26ᵐᵉ jour de la maladie. Urémie dyspnéïque. Mort. Autopsie.

T... Vincent, 20 ans, salle Saint-Joseph, n° 5. Entré le 16 février 1884. — A son entrée, le malade est complétement dans le délire. Camisole de force. D'après les renseignements fournis par la mère, le début de l'invasion remonterait au 10 février et le délire aurait commencé deux jours après. Actuellement, le malade veut se lever, se promener, ne peut répondre aux questions qu'on lui pose. Température rectale, 38°,1; chloral, 4 gr. Impossibilité de se procurer de ses urines.

17 février. — Le délire a persisté pendant la nuit, le matin le malade est calme, répond assez bien aux questions.

17 février. — Le délire a cessé, on supprime le chloral. Pas d'albumine dans les urines.

20 février. — Pas d'albumine dans les urines ; rien aux poumons, rien au cœur.

14 mars. — Le malade avait été évacué à la salle des convalescents. On l'a ramené hier se plaignant de toux, de dyspnée, de malaise général. Cette nuit, il a été pris de dyspnée intense. Saignée de 500 gr. environ.

Ce matin, le malade est plus calme ; à l'examen de la poitrine, râles crépitants à bulles moyennes, fixes à la base gauche. Rien ailleurs. Rien au cœur, œdème des membres inférieurs. Albuminurie notable.

Lait, un litre.

Potion avec 1 gr. de chloroforme.

15 mars. — Persistance de l'albumine.

16 mars.	Id.	id.	
17 mars.	Id.	id.	
18 mars.	Id.	id.	urines troubles.
20 mars.	Id.	id.	id.
23 mars.	Id.	id.	id.

25 mars. — Les accès de dyspnée ont continué tous les jours précédents, et duraient une moyenne de 3/4 d'heure à 1 heure. Dans l'intervalle, la respiration se faisait assez régulièrement. Anasarque très prononcée.

Le malade meurt ce matin à 5 heures, au milieu d'un accès de dyspnée intense ; on a vainement pratiqué une saignée de 300 gr. Le coma est arrivé très rapidement.

Le malade n'a pas eu de délire pendant toute la période albuminurique de la convalescence. Dans l'intervalle des accès, comme pendant ces derniers, l'intelligence est restée complètement intacte.

Autopsie. — 26 mars, à 11 h. du matin.

Poumons. — Œdème des deux poumons. Epanchement moyen des deux plèvres.

Cœur. — Dilatation du ventricule gauche. Pas d'altérations valvulaires. Rien du côté de l'aorte. Plaques laiteuses sur le péricarde.

Foie. — 1,510 gr., muscade, congestionné.

Rate. — 400 gr., œdémateuse.

Reins. — Congestion marquée des substances corticale et médullaire. La capsule s'enlève mal, elle est déjà très adhérente. Les reins paraissent à peine augmentés de volume.

OBSERVATION XXXI

Variole cohérente bénigne. Rash scarlatiniforme. Albuminurie de la convalescence, au 19e jour de la maladie. Anasarque. Mort. Autopsie.

D... Jules, 30 ans, salle Saint-Joseph, n° 26. Entré le 19 février 1884. Vacciné dans l'enfance seulement. Pas de contagion directe connue. Début de l'invasion le 12 février 1884. Début de l'éruption, le 14 février, par un rash scarlatiniforme intense, sans pointillé purpurique. A son.

entrée à l'hôpital, persistance du rash. Eruption cohérente peu abondante. Eruption pharyngée assez confluente. Lèvres sèches, noirâtres, saignantes, langue blanchâtre. Pas d'albumine dans les urines.

2 mars. — On constate de l'œdème des membres inférieurs qui aurait débuté hier seulement. Les urines contiennent une notable quantité d'albumine.

Du 2 au 12 mars. — Persistance de l'albumine. Pas d'amélioration. L'œdème des membres inférieurs augmente.

13 mars. — L'état général a empiré. Anasarque généralisée. Dysurie, œdème des poumons avec dyspnée très marquée. Ventouses sèches, mouchetures.

Lait, 1 litre.

Potion avec un gramme d'acide gallique.

14 mars. — Le malade est mort dans la nuit.

Autopsie. — On constate les lésions macroscopiques d'une néphrite parenchymateuse et des œdèmes viscéraux.

OBSERVATION XXXII

Variole cohérente. Albuminurie de la convalescence, au 24ᵉ jour de la maladie. Eclampsie. Mort. Autopsie partielle.

O... Claude, 19 ans. Salle Saint-Joseph, n° 24. Entré le 22 février 1884. Non vacciné. Pas de contagion directe connue. Début de l'invasion, le 17 février 1884. Début de l'éruption, le 20 février au soir. Pas d'épistaxis. Eruption confluente sur le voile du palais et le pharynx.

23 février. — Badigeonnages de la face avec glycérine et teinture d'iode. Inspiration difficile ce matin, vomitif, toniques. Pas d'albumine dans les urines.

28 février. — Nouveau vomitif. La dyspnée persite L'inspiration surtout est difficile.

Pas d'albumine dans les urines.

13 mars. — Retour de la dyspnée, sans altération de la voix, le malade allait très bien. La décrustation était presque terminée Œdème des membres inférieurs. Albumine en grande quantité dans les urines.

Lait, 2 litres.

15 mars. — Persistance de l'albumine dans les urines.

17 mars. — Id. id. id.

18 mars. — Urines troubles; toujours beaucoup d'albumine.

Du 19 au 24 mars. — Persistance de l'abondance de l'albumine dans les urines. Aggravation de l'état général.

26 mars. — Toujours un abondant précipité d'albumine par AzO⁵, HO; œdème généralisé. Dyspnée très-forte. Rien au cœur.

27 mars. — Hier soir, le malade a été pris d'attaques d'éclampsie, non subintrantes (4 dans l'après midi). La connaissance revenait dans l'intervalle. Le malade meurt à huit heures du soir.

Autopsie. — Lésions ordinaires des reins. Rien de spécial du côté des poumons et du cœur. Le foie pèse 2,400 grammes. On ne peut examiner les centres nerveux.

OBERVATION XXXIII

Variole cohérente discrète. Albuminurie de la convalescence au 24ᵐᵉ jour de la maladie. Eclampsie. Guérison.

A... Guillaume, 21 ans, entré le 21 février 1884, salle Saint-Joseph, n° 27. Vacciné dans l'enfance seulement. Début de l'invasion le 17 février 1884. Début de l'éruption le 20 février. Eruption pharyngée très prononcée.

23 février. — Badigeonnages iodés de la face seulement.

15 mars. — Depuis huit jours environ, le malade n'est pas allé au bain. La décrustation est terminée, sauf à la face où il reste quelques croûtes. Depuis 2 jours, bouffissure de la face. Ce matin, on constate de l'albumine dans les urines.

17 mars. — Albuminurie, mais peu abondante.

Lait, 1 litre.

Potion avec 1 gramme d'acide gallique.

18 mars. — Urines troubles, persistance de l'albumine.

22 mars. — Hier, 2 attaques d'éclampsie. Inhalations de chloroforme.

23, 24, 25 mars. — Persistance de l'abondance de l'albumine.

Les crises d'éclampsie n'ont pas reparu.

26 mars. — L'albumine est toujours en quantité considérable.

Du 27 mars au 7 avril. — Persistance de l'albumine, mais en moins grande quantité. Amélioration de l'état général. Evacuation à la salle St-Irénée, n° 25.

12 avril. — L'albumine a diminué dans les urines. Il n'y a plus d'œdème de la face, ni des membres inférieurs.

16 avril. — Les urines sont très pâles, sans albumine.

23 avril. — Le malade sort parfaitement guéri.

OBSERVATION XXXIV

Variole cohérente. 2 bains froids à 22°. 3 bains tièdes à 32°. Plaque gangréneuse du mollet droit. Albuminurie le 20e jour de la maladie. Guérison.

B..., Denis, 19 ans, entré le 5 mars 1884, salle Saint-Joseph, n° 26. Vacciné dans l'enfance seulement. Pas de contagion directe connue. Début de l'invasion, le 29 février au soir. Apparition de l'exanthème, le 3 mars au matin. Pas d'épistaxis ; un peu de pharyngite.

5 mars. — 1 bain froid à 22°, pendant 15 minutes.

6 mars. — Id. id.

8 mars. — 1 bain tiède à 32°, pendant 1 heure.

9 mars. — Id. id.

10 mars. — Id. pendant 3/4 d'heure.

11 mars. — On cesse toute médication. Le malade va bien. Jamais de délire.

20 mars. — Depuis hier, le malade se plaignait d'une douleur assez vive au mollet droit. Ce matin, on constate un gonflement inflammatoire assez étendu, douloureux à la pression. Au centre, plaque gangréneuse de la grosseur d'une pièce de deux francs. Décollement de la peau. Débridement. Pansement antiseptique. Les urines contiennent de l'albumine.

24 mars. — Abondant précipité d'albumine. Elimination de l'escharre qui laisse une plaie plus grande qu'une pièce de cinq francs. Pansement antiseptique.

25 mars. — Persistance de l'albumine.

26 mars. —   Id.   id.

Du 27 mars au 5 avril. — Persistance de l'albumine ; cependant la quantité en diminue notablement.

8 avril. — Encore un peu d'albumine dans les urines.

15 avril. — Les urines ne contiennent plus d'albumine. Le malade est évacué salle Saint-Nizier.

OBSERVATION XXXV

Variole confluente. Délire au moment de la suppuration. 11 bains froids à 20°, pendant 15 minutes. Badigeonnages iodés. 1 bain tiède à 32°, pendant la période de décrustation. Albuminurie de la période aiguë et de la convalescence au 27° jour de la maladie. Guérison.

B..., Jean, 18 ans. Entré le 4 avril 1884, salle Saint-Joseph, n° 16. Non vacciné. Pas de contagion directe connue. Début de l'invasion, le 31 mars 1884. Début de l'éruption le 3 avril 1884. Pas d'épistaxis. Pharyngite légère. L'éruption est cohérente à la face ; sur le reste du corps, elle est constituée par un semis très lâche de petites papules à peine saillantes ; sur le tronc, un grand nombre de ces papules présentent une teinte purpurique très marquée. Pas de rash. Pas de pétéchies. Pas d'épistaxis.

Les urines contiennent de l'albumine non rétractile.

Bains froids à 20° toutes les 6 heures.

Rhum, 50 grammes. Vin de pharmacie. Limonade gazeuse. Eau panée vineuse.

5 avril. — Persistance de l'albumine. Badigeonnages Revillod sur la face.

7 avril. — Encore des traces d'albumine. Beaucoup d'urates.

8 avril. — Les urines contiennent un peu d'albumine. Hier, vers trois heures, et pour la première fois, le malade a déliré. Il a eu des hallucinations de la vue et du toucher. Les propos incohérents ont continué pendant toute la nuit ; mais le malade n'a nullement cherché à se lever.

Le foie a une matité qui s'étend sur cinq à six travers de doigt et qui déborde un peu les fausses côtes. Langue humide ; gonflement marqué de la face. T. R. : 38°,4 le matin ; 39°,6 le soir. Badigeonnages iodés. 11 bains froids ont été donnés. Ils sont supprimés.

9 avril. — Le délire a cessé depuis hier soir, le malade est très calme. Pas d'albumine dans les urines.

11 avril. — T. R. : 38°,3 ; P. : 112 ; R. : 19. Le foie est augmenté de volume ; il déborde un peu les fausses côtes, mais il remonte presque au niveau de la ligne mamelonnaire ; la matité s'étend sur six travers de doigt. Rien au cœur. Pas d'albumine dans les urines, mais beaucoup d'urates. Il n'y a pas trace d'iode dans les urines.

12 avril. — Urines très troubles, contenant beaucoup d'urates, sans albumine. A la suite de l'application du mélange Revillod à la face, salivation, gingivite. On supprime cette application.

14 avril. — Le malade va mieux. Pas d'albumine. Un bain tiède à 32°, pendant une demi-heure.

16 avril. — Le malade va très bien ; toutefois, il se plaint de fréquentes quintes de toux. A l'examen local, on constate

à la base droite de la poitrine en arrière, de la submatité, avec respiration soufflante et de nombreux râles sous crépitants. Pas de dyspnée, pas d'albumine dans les urines.

16 avril. — Les urines ne contiennent pas d'albumine.

17 avril. — Le foie a repris ses dimensions normales. Aux poumons, encore un peu de submatité à la base droite et quelques râles sous crépitants après les efforts de toux.

19 avril. — Le malade commence à se lever.

21 avril. — Pas d'albumine dans les urines. Le malade va très bien.

26 avril. — Les urines contiennent aujourd'hui de l'albumine.

Du 27 avril au 3 mai. — Persistance des croûtes sur la face. Toujours une notable quantité d'albumine. Potion avec 1 gramme d'acide gallique.

5 mai. — Persistance de l'albumine.

7 mai. —   Id.

9 mai. — Traces à peine appréciables d'albumine.

12 mai. — Plus d'albumine dans les urines.

13 mai. — Réapparition d'un léger nuage albumineux.

14 mai. —   Id.   id.   id.

15 mai. — Quantité à peine appréciable d'albumine.

17 mai. — L'albumine semble avoir augmenté.

19 mai. — Augmentation notable de l'albumine. Diète lactée absolue et acide gallique, 1 gramme.

20 mai. — L'albumine a presque totalement disparu.

21 mai. — Toujours un léger nuage albumineux.

Du 22 au 25 mai. — Plus d'albumine. On envoie le malade au grand bain.

27 mai. — Rien dans les urines.

Le malade sort, le 7 juin, parfaitement guéri.

OBSERVATION XXXVI

Variole cohérente. Abcès. Ulcère de la cornée. Pustules d'ecthyma.
Albuminurie de la convalescence au 22e jour de la maladie. Guérison.

T... Antoine, 16 ans, entré le 29 avril 1884, salle Saint-Joseph, n° 23. Non vacciné. Pas de contagion directe connue. Début de l'invasion, le 24 avril 1884. Début de l'éruption, le 27 avril. Pas d'épistaxis ni de rash. Un peu de pharyngite.

30 avril. — Application du mélange Revillod à la face. Pas d'albumine dans les urines.

11 mai. — Ouverture d'un bubon suppuré de l'aine droite.

14 mai. — Les urines ne contiennent pas d'albumine. Erythème de la peau du scrotum et œdème consécutif.

16 mai. — Ulcération de la cornée droite. Œdème des membres inférieurs. Les urines contiennent de l'albumine.

19 mai. — Persistance de l'albumine.

24 mai. — Persistance de l'albumine, mais la quantité en est faible.

26 mai. — L'urine semble avoir un peu augmenté.

Du 27 mai au 1er juin. — Persistance de l'albumine.

2 juin. — L'albumine semble être en moins grande quantité.

3 et 4 juin. — Toujours un peu d'albumine.

5 juin. — Traces à peine appréciable d'albumine.

6 juin. — Plus d'albumine.

10 juin. — Id.

28 août. — Le malade sort parfaitement guéri.

OBSERVATION XXXVII

Variole cohérente. 3 bains froids à 25°. Albuminurie de la convalescence au 23e jour de la maladie. Furonculose. Lymphangite du bras
gauche.

P... Eugène, 16 ans, entré le 2 mai 1884, salle Saint-
Joseph, n° 2. Non vacciné. Pas de contagion directe connue.
Début de l'invasion, le 30 avril, au soir. Apparition de l'éruption, le 2 mai, au soir. A peine quelques papules très discrètes sur le tronc, un peu plus nombreuses sur la face. Pas
d'épistaxis.

Pas d'albumine dans les urines.

Bains froids à 25°, toutes les 6 heures, pendant 15 minutes.

3 mai — La matité hépatique est de quatre travers de
doigt. Pas d'albumine dans les urines.

4 et 5 mai. — Pas d'albumine dans les urines. On supprime les bains froids.

10 mai. — La matité hépatique est augmentée; elle
s'étend sur six travers de doigt à partir de la ligne mamelonnaire.

13 mai. — La matité hépatique a diminué de trois travers
de doigt.

16, 18, 20 mai. — Pas d'albumine dans les urines.

23 mai. — Élévation de la température (39°,8). Furonculose. Un peu de lymphangite du bras gauche. Quantité notable d'albumine dans les urines.

Diète lactée. Lait, 2 litres.

Potion avec acide gallique, 1 gr.

25 mai. — La quantité d'albumine est encore plus considérable qu'hier.

25, 26, 27, 28 mai. — Persistance de l'abondance de
l'albumine.

29 mai. — La quantité semble avoir un peu diminué.

30 mai. — Réapparition d'une abondance notable d'albumine, le malade n'observant pas sa diète lactée.

1er juin. — Même abondance de l'albumine.

2 juin. — La quantité semble en avoir encore augmenté ; les parents du malade sont venus le voir hier et lui ont apporté des aliments en contrebande.

3 juin. — Même abondance de l'albumine, cependant le malade n'a aucun symptôme morbide. Pas d'œdème. Aucun point de côté. Pas de céphalalgie. Pas de vomissements. Sommeil normal. Appétit très developpé. Jamais aucun symptôme morbide depuis l'apparition de l'albuminurie.

4 et 5 juin. — Persistance de l'albumine.

6 juin. — Les urines sont plus claires. L'albumine semble avoir légèrement diminué.

7 juin. — Diminution appréciable de l'albumine qui existe cependant encore en assez forte quantité. Le malade sort volontairement, malgré les avis réitérés du chef de service.

OBSERVATION XXXVIII

Variole cohérente. Albuminurie de la période aiguë. Œdème de la face après la disparition de l'albuminurie. Abcès. Réapparition de l'albumine pendant la convalescence. Guérison.

G... Etienne, 18 ans, entré le 12 mai 1884, au n° 22 de la salle Saint-Joseph. Vacciné dans l'enfance seulement. Pas de contagion directe connue. Début de l'invasion, le 8 mai au soir. Début de l'éruption par un rash inguinal purpurique dans la nuit du 11 au 12 mai 1884.

Epistaxis léger. Pas de pharyngite. Scrofulides nombreuses ; éruption cohérente.

Les urines contiennent une quantité considérable d'albumine. Médication éthéro-opiacée.

13 mai. — Persistance d'une grande quantité d'albumine.

14 mai. — Persistance de l'albumine.

15, 16, 17 mai. —　　　　Id.

19 mai. — Encore un léger nuage albumineux.

20 mai. — Plus d'albumine dans les urines.

21 mai. —　　　　Id.　　　　id.

23 mai. —　　　　Id.　　　　id.

24 mai. — Traces à peine appréciables d'abumine. Bouffissure de la face.

25, 26 mai. — Toujours quelques minimes traces d'albumine. On cesse la médication éthéro-opiacée.

27 mai. — Plus d'albumine dans les urines ; persistance de l'œdème de la face.

28 mai. — Traces à peine appréciables d'albumine dans les urines.

30 mai. —　　　　Id.　　　　id.

2 juin. — Encore un très léger nuage albumineux.

4 juin. —　　　　Id.　　　　id.　　　　id.

9 juin. — Plus d'albumine.

12 juin. —　　　　Id.

20 juin. — Le malade demandant à aller au bain, on examine ses urines, et on s'aperçoit de la réapparition de l'albumine.

Lait : 1 litre.

Potion avec 1 gramme d'acide gallique.

21, 22, 23, 24 juin. — Persistance de l'albumine.

25 juin. — L'albumine semble avoir un peu diminué.

26 juin. — Toujours des traces d'albumine.

27 juin. — Les urines contiennent encore un très léger nuage albumineux.

28 juin. —　　　　Id.　　　　id.

29 juin. — Disparition de l'albumine.

30 juin. — Pas d'albumine dans les urines.

4 juillet. —　Id.　　　　id.

13 juillet. — Le malade sort complètement guéri.

OBSERVATION XXXIX

Variole cohérente grave. Délire. Deux bains froids à 25°. Eruption mor
billiforme au seizième jour. Albuminurie seulement pendant la convalescence. Guérison.

B... L.-Joseph, 19 ans, entré le 12 mai 1884, salle Saint-
Joseph, 21. Jamais vacciné. Un de ses frères atteint de la
variole et logeant avec lui. Début de l'invasion le 8 mai au
soir. Début de l'éruption le 11 mai au soir. Pas d'épistaxis. Un peu de pharyngite. Pas de rash.

Application du mélange Revillod à la face.

Bains froids à 25°, pendant 15 minutes, toutes les 6 heures.
Pas d'albumine dans les urines.

13 mai. —   Id.   id.

14 mai. —   Id.   id. On supprime les bains froids.

15 mai. — Depuis hier soir, délire incohérent; agitation
très vive. Camisole de force. Pas de tremblement de la
langue. Les urines ne contiennent pas d'albumine.

16 mai. — Pas d'albumine. Le délire a complètement
cessé.

17, 18, 19 mai. — Les urines ne contiennent pas d'albumine.

24 mai. — Le malade présente sur le tronc et principalement aux régions scapulaires, une coloration morbilliforme
des téguments. Peu de réaction fébrile. Pas de catarrhe
oculo-nazal.

26 mai. — Persistance de la coloration de la peau, mais
avec très peu de caractères rubéoliques.

27 mai. — Desquamation furfuracée du cou et des épaules.

30 mai. — On remarque la présence de l'albumine en
assez grande quantité dans les urines. Le malade se lève et
sort depuis plusieurs jours; il n'accuse aucun symptôme morbide. Etat général excellent.

31 mai. — Persistance de l'albumine.

1ᵉʳ juin. —   Id.   id.

2 juin. — L'albumine semble avoir augmenté. Diète lactée. Acide gallique, 1 gr.

3 juin. — L'albumine a presque complètement disparu.

4 juin. — Réapparition d'une notable quantité d'albumine. Six ventouses scarifiées à la région lombaire.

5 juin. — L'albumine a presque complètement disparu.

6 juin. — Plus d'albumine dans les urines.

7 juin. —   Id.   id.

14 juin. — Le malade sort complètement guéri.

OBSERVATION XL

Variole discrète. Albuminurie très passagère de la convalescence. Guérison

C... Etienne, 20 ans, entré le 19 mai 1884, salle Saint-Joseph, 27. Vacciné dans l'enfance seulement. Pas de contagion directe connue. Début de l'invasion mal déterminé. Apparition des phénomènes morbides pendant l'incubation ; ces phénomènes s'accentuent le 16 mai au soir. Début de l'éruption le 18 mai. Eruption à la face seulement le lendemain soir. Pas de rash. Pas d'épistaxis ni de pharyngite. Eruption discrète.

21 mai. — Pas d'albumine dans les urines.

23 mai. —   Id.   id.

3 juin. — Le malade est descendu dans la salle des convalescents depuis quelques jours. On remarque le matin que les urines contiennent de l'albumine en quantité modérée. Il n'y a aucun symptôme qui s'y rapporte. Pas d'œdème. Pas de troubles gastriques. Pas de céphalalgie. Sommeil calme.

Potion avec 1 gr. d'acide gallique.

Lait, 2 litres (diète).

4 juin. — Disparition totale de l'albumine.

5, 6, 7 juin. — Pas de traces d'albumine dans les urines.

21 juin. — Le malade sort parfaitement guéri.

§ VII. — DES ŒDÈMES SANS ALBUMINURIE DANS LE COURS DE LA VARIOLE

Plusieurs auteurs et notamment Leudet dans sa communication à l'Association pour l'avancement des sciences (session de Reims, août 1880), se sont occupés de cette question des hydropisies sans albuminurie dans le cours de la variole. Nous ne pouvons produire ici qu'une seule observation pendant toute la durée de l'épidémie 1884. Encore cette observation n'est-elle pas absolument concluante en ce sens que la malade qui en fait le sujet était catarrheuse, emphysémateuse et surtout variqueuse, et que cet œdème des membres inférieurs peut être légitimement attribué à des troubles vasculaires indépendants de la variole.

OBSERVATION XLI

Variole cohérente. Œdème des membres inférieurs pendant la convalescence.

T... Joséphine, 44 ans, entrée le 6 mai, salle Saint-Jean, n° 34. Vaccinée dans l'enfance seulement. Pas de contagion directe connue. Début de l'invasion le 1er mai au soir. Début de l'éruption le 3 mai, dans l'après-midi, par les mains. Pas d'épistaxis, ni de rash. Métrorrhagie assez abondante. Pharyngite douloureuse.

Médication tonique.

10 mai. — Aujourd'hui seulement, on peut examiner les urines qui ne contiennent pas d'albumine.

19 mai. — Depuis 2 jours, il y a de l'œdème des membres inférieurs.

20 mai. — Pas d'albumine dans les urines.

21 mai.—   Id.   id.

27 mai. — Les jambes sont œdématiées le soir ; elles ne le sont plus le matin.

29 mai. — Pas d'albumine dans les urines.

13 juin. — La malade sort parfaitement guérie.

CHAPITRE IV

PATHOGÉNIE. ANATOMIE PATHOLOGIQUE

D'où provient cette albuminurie ? Doit-elle être attribuée à une lésion déterminée du parenchyme rénal, ou bien faut-il en rechercher les causes dans une altération du sang ? C'est cette question si complexe que nous allons nous efforcer d'élucider, en nous basant sur plusieurs examens histologiques, dus à notre excellent ami M. François Leclerc, interne des hôpitaux. Nous regrettons de ne pouvoir donner ici le résultat de nos recherches sur les altérations microscopiques des urines ; des circonstances indépendantes de notre volonté nous ont obligé à ajourner cette étude.

Les données anatomiques sur la néphrite varioleuse ne sont pas très anciennes. Signalée depuis longtemps comme forme clinique, elle n'avait point été le sujet de ces études spéciales. C'est ainsi qu'il faut remonter seulement à 1858, pour trouver des observations d'autopsie de varioleux albuminuriques. Bœr (Epidémie de Berlin, 1858) constata le plus ordinairement des lésions se rapportant à la néphrite interstitielle.

M. Jaccoud, dans sa thèse inaugurale de Paris (1860), sur les *Conditions pathogéniques de l'albuminurie*, s'exprime ainsi, à propos du peu de fréquence de cette complication de la variole : « Pour nous, nous sommes convaincu que la cause de la différence remarquable qui sépare à cet égard la scarlatine de la variole, consiste uniquement dans la sécrétion séro-purulente qui se fait à la surface du derme ; non pas, qu'on le remarque bien, parce que cette sécrétion est capable de prévenir une hypérémie rénale, celle-ci existe dans beaucoup de cas où l'éruption variolique a très bien marché, mais simplement parce que cette sécrétion renferme, elle aussi, des éléments quaternaires dont la formation est évidemment sous la dépendance des mouvements interstitiels et dont l'accumulation dans le sang se trouve ainsi prévenue. Dès lors, il n'est pas besoin pour eux d'une nouvelle voie d'élimination. » Nous ne nous arrêterons pas plus longtemps à une semblable hypothèse ; l'albuminurie, en effet, ne se produit généralement qu'à deux périodes bien tranchées de la variole, à la période d'invasion et d'éruption, où il n'y a encore aucune sécrétion séro-purulente à la surface du derme, ou bien à la période de convalescence, au moment où la décrustation est pour ainsi dire achevée et où il n'y a de même aucune sécrétion dermique.

Aucune observation précise jusqu'en 1870.

M. Quinquaud publie à cette époque, dans les *Archives générales de médecine*, Série 6, Tome XVI, plusieurs articles sur une épidémie de variole observée à l'hôpital de la Pitié. Dans cette étude, M. Quinquaud note ainsi les lésions rénales qu'il a trouvées chez ses malades : sur une coupe, on distingue des tubuli opaques, remplis d'épithélium et de granulations albuminoïdes et graisseuses. Même dans les formes confluentes, la lésion peut-être à son minimum. M. Quinquaud fait ensuite jouer un rôle considérable à l'alcoolisme dans l'apparition de l'albuminurie. Nous reviendrons plus loin sur la valeur de cette donnée pathogénique.

M. Cartaz, dans son mémoire paru en 1871 dans le *Lyon-Médical*, dit, dans une de ses conclusions, que l'albuminurie permanente entraîne du côté des reins des désordres inhérents au Mal de Bright. A ce sujet, nous ne pouvons passer sous silence la discussion qui eut lieu alors à la Société de Médecine de Lyon. Pour M. le docteur Perroud, si l'albuminurie se présente dans la période d'éruption, elle disparaît, en général, au moment de la dessiccation ; elle n'a rien de spécifique et elle est probablement le résultat d'une action réflexe sur les reins, comme l'albuminurie par érysipèle, ou l'albuminurie par brûlure, à côté desquelles on peut la classer. Dans le cas où l'albuminurie apparaît à la période de convalescence, elle est spécifique et véritablement variolique, elle reconnaît pour cause l'action du virus varioleux sur les reins, comme la pustule de variole reconnaît pour cause l'action du virus sur la peau. Enfin, l'altération du sang ne serait qu'une cause éloignée de cette complication, la lésion rénale en serait la cause prochaine.

Pour M. le docteur Mayet, l'hypothèse de l'altération du sang était très rationnelle ; on ne peut pas expliquer l'albuminurie de la première période par une action réflexe, mais bien par une altération du sang ; de même pour la seconde période. M. le docteur Soulier se rangea du côté de la lésion rénale que serait venue démontrer l'autopsie.

Ainsi, comme on vient de le voir à propos du mémoire de M. Cartaz, deux opinions pathogéniques bien tranchées : d'un côté l'altération sanguine, de l'autre la lésion rénale comme cause immédiate de l'albuminurie.

Les *Archiv für Dermatologie und syphilis* de 1872 contiennent la relation d'une épidémie de variole observée à l'hôpital des varioleux de Hambourg *(Bericht über das material des Hamburger Pockenhauses, vom August 1871, bis Februar 1872)*. D'après ce mémoire, le docteur Scheby-Buch aurait trouvé 123 fois l'albumine sur 720 cas. Les faits très rares d'albuminurie pendant la convalescence auraient presque toujours amené la mort avec des symptômes de néphrite aiguë.

En octobre 1874, parut dans *The glascow médical Journal*, un article de Samson Gemell « Albuminuria a sequala of smallpox ». Dans cette étude, qui porte sur 1,058 cas de variole, l'auteur signale 20 fois l'albuminurie bien caractérisée à la période de décrustation. Sur ces 20 cas, il y eut 5 décès et 3 nécropsies où l'on trouva le caractère de la néphrite desquamative aiguë. Dans un cas cependant il y avait outre les altérations intra-tubulaires, une légère hypertrophie du tissu interstitiel.

M. Bourru, dans sa thèse inaugurale de 1880, publie une observation unique d'autopsie d'albuminurie passagère pendant la période aiguë. En voici le résumé en quelques mots :

24 ans, vacciné. Rash inguinal. T. : 39°,8. Urines donnant un léger coagulum d'albumine sans aucun élément figuré caractéristique. Mort le lendemain de l'entrée à l'hôpital, et le cinquième jour de la maladie.

A l'autopsie, les reins sont gorgés de sang, augmentés de volume. Au microscope, la plupart des tubuli sont pleins de cellules épithéliales qui les distendent ; ces cellules ne sont pas en régression graisseuse. Un grand nombre de capillaires sont pleins de globules de sang. En quelques points, ils sont rompus et l'on voit de petits foyers hémorrhagiques de 1 millimètre de diamètre environ.

En somme, dans cette observation, les symptômes ont été tellement rapides, qu'on peut objecter que la lésion rénale n'a pu définitivement s'établir.

Pour M. Bourru, l'albuminurie se rattacherait à une congestion passive du rein, due à la myocardite. M. Couillaut n'a jamais rencontré cette myocardite. Dans les nombreuses nécropsies de varioleux que nous avons eu à pratiquer à l'hôpital de la Croix-Rousse, nous avons presque toujours noté une teinte feuille-morte, absolument caractéristique, du muscle cardiaque, indiquant macroscopiquement que cet organe était atteint; nous ne pouvons malheureusement apporter ici des preuves microscopiques de cette altération.

M. Couillaut rejette aussi avec raison l'explication de la production de l'albumine par la suppression des fonctions cutanées. Pour notre part, nous avons noté plus haut plusieurs observations de varioles discrètes et même de varioloïdes simples avec albuminurie ; et ce ne sont pas dans ces cas bénins comme éruption que la présence de quelques pustules, discrètement disséminées, a pu sérieusement entraver les fonctions de la peau.

La majorité des médecins, qui s'étaient occupés de la question, avaient admis comme origine de l'albuminurie, l'altération du sang par le poison variolique ; aussi considéraient-ils cette complication comme fort grave, par ce fait même, qu'elle indiquait que l'organisme était profondément atteint par la maladie. M. Couillaut rejette absolument cette idée, toujours en se basant sur l'apparition de l'albumine dans des cas bénins. Il se rallie à l'idée émise par Gubler dans son article *Albuminurie* du Dictionnaire encyclopédique, et il fait dériver l'albuminurie variolique d'une superalbuminose sanguine.

«Sous l'influence de l'élévation de température considérable qui est la règle dans cette maladie, il y a une dénutrition trop rapide des tissus ; les principes albumineux se trouvent en excès dans le sang, et l'albumine se produit par le même mécanisme que dans les expériences de Claude Bernard, par l'injection d'une solution de blanc d'œuf dans les veines d'un animal. Pour que l'albumine, en excès dans le sang, puisse filtrer à travers le rein, il faut que cet organe subisse une modification quelconque ; mais cette modification, si fugace, n'est ici qu'une conséquence de la superalbuminose. »

Quant à la néphrite de la période de convalescence, M. Couillaut lui attribue une origine complexe, dépendant de causes prédisposantes, et de causes occasionnelles. Comme causes prédisposantes, cet auteur place en première ligne cette faiblesse générale dans laquelle une maladie aussi grave que la variole laisse tous nos tissus. Le convalescent a contracté par le fait même de son affection, une susceptibilité toute particulière aux influences morbides qui le prédispose aux maladies secondaires. M. Couillaut fait aussi intervenir la suractivité fonctionnelle du rein, compensant, pendant la suppuration, la diminution des fonctions cutanées. Cette idée est peut-être excellente, mais elle ne doit pas être généralisée. En effet, si l'on se reporte aux observations XXVI et XXVII, on verra l'albumine apparaître dans des varioloïdes très discrètes ; dans ces cas où il n'y a pas eu de suppuration, le rein n'a pas eu à se surmener pendant la période aiguë.

Ces faits sont par eux-mêmes assez probants, pour que nous n'attachions pas à cette idée de la suractivité fonctionnelle du rein, comme cause prédisposante, une importance trop grande.

MM. Cornil et Brault, dans leurs *Etudes sur la pathologie du rein* (chap. V. § a), classent la néphrite du début de la variole dans la catégorie des néphrites avec prédominance des phénomènes congestifs et inflammatoires.

Voici les lésions qu'ils ont indiquées et qu'ils rapprochent de celles de la néphrite cantharidienne :

« Les reins sont plus volumineux qu'à l'état normal ; à la coupe, leur substance corticale paraît tuméfiée ; elle est pâle, grise ou blanchâtre et comme anémiée ; quelquefois, au contraire, congestionnée et présentant des points hémorrhagiques. Les différences de coloration dépendent du degré de congestion et de l'abondance des produits d'exsudation dans les tubes.

« Quand on examine ces reins au microscope, après le durcissement par la liqueur de Müller, on voit que les capillaires intertubulaires et les étoiles de Verheyen sont très dilatées. Quelques glomérules présentent la même disposition. Dans les néphrites plus intenses, on trouve du sang entre le glomérule et la capsule et dans quelques tubes contournés. Ceux-ci présentent la tuméfaction trouble, l'état granuleux de leurs cellules, la transformation hyaline de leur partie libre, l'infiltration de leur protoplasma, par des granulations d'origine probablement hématique. Il faut joindre à ces lésions la présence dans la lumière des tubes, d'un exsudat sous forme de boules transparentes ou sous forme d'un réticulum contenant quelques cellules lymphatiques.

« Les néphrites de ces fièvres graves (variole, fièvre typhoïde, etc.), au vrai sens du mot, ne sont pas des néphrites épithéliales, parce que les épithéliums ne sont pas les seuls éléments atteints. Ces néphrites occupent tout le parenchyme, surtout les tubes contournés, beaucoup moins les voies d'excrétion, ce qui est contraire à ce que l'on avait avancé jusqu'à ce jour; mais elles portent également sur les vaisseaux et sur les glomérules ; elles sont donc totales, pour mieux dire diffuses, en tous cas non systématisées. »

MM. Cornil et Brault ne s'occupent pas spécialement de la néphrite de la convalescence de la variole. Mais d'après leur classification, on peut la faire rentrer dans le cadre des néphrites diffuses avec prédominances des lésions des glomérules. Voici quels sont les caractères histologiques de cette glomérulo-néphrite :

« A l'œil nu, le rein paraît volumineux, blanc grisâtre, ou complètement blanc, quelquefois jaunâtre. A l'examen microscopique, les glomérules sont beaucoup plus volumineux qu'à l'état sain ; ils se présentent sous la forme de blocs irrégulièrement rosés, dans lesquels le pointillé est beaucoup moins facile à reconnaître. Le bouquet vasculaire présente une végétation luxuriante des cellules de son revêtement externe, une atrophie partielle des anses où l'on ne retrouve pas de globules rouges. Il existe aussi une prolifération plus ou moins accentuée des cellules de revêtement de la capsule de Bowmann et un épaississement notable de la paroi amorphe de la capsule. Il existe toujours, en même temps, une dilatation assez considérable des tubes contournés ; les épithéliums de ces tubes sont généralement abrasés et en rapport, par leurs extrémités libres, avec les produits de sécrétion déversés dans les tubes ».

Pour notre part, nous avons eu l'occasion de faire examiner les lésions des reins varioleux dans six cas. Trois appartenaient à des sujets morts pendant la période de convalescence; les trois autres provenaient de la période aiguë. Dans aucun cas, la variole n'avait revêtu la forme hémorrhagique. Ces examens microscopiques ont été faits au Laboratoire d'anatomie générale à la Faculté de médecine de Lyon. Les pièces, après avoir durci dans la gomme et l'alcool, ont séjourné dans le liquide de Müller. Les coupes ont été colorées au moyen de l'éosine hématoxylique.

Voici les résultats obtenus :

Tout d'abord, établissons ce fait que les lésions sont les mêmes que l'on ait affaire à un rein de la période aiguë ou à un rein de la période de convalescence. L'épithélium des tubes contournés est partout remarquablement bien coloré; les contours de ses cellules sont parfaitement nets; la forme de celles-ci est non moins régulière; enfin, les noyaux apparaissent avec la plus grande facilité. Cet épithélium paraît donc peu touché, si tant est qu'il le soit.

Dans les gros tubes, les tubes collecteurs, l'épithélium se colore, en général, un peu moins rapidement et moins vivement. De plus, dans beaucoup d'endroits, cet épithélium est irrégulier; le bord des cellules est comme frangé, déchiqueté. Ces cellules ont augmenté de volume; quelques-unes flottent librement dans l'intérieur du tube. En un mot, cet épithélium est dans certaines régions en état de desquamation.

Les glomérules paraissent simplement gorgés de sang ; on n'y observe pas d'exsudat, comme cela se rencontre dans certaines formes de néphrites. Sur quelques-unes des préparations, on constate la présence de cylindres hyalins dans l'intérieur des conduits urinifères.

Mais la lésion fondamentale, celle qui frappe tout d'abord lorsqu'on examine une coupe de rein varioleux, c'est une diapédèse énorme des globules rouges et des globules blancs, surtout des globules rouges. Non seulement, en effet, à la coupe, les vaisseaux sanguins sont littéralement gorgés de globules, mais ceux-ci ont fait irruption dans les espaces intertubulaires et dans les tubes eux-mêmes. Dans les espaces, ils forment parfois de petits îlots sanguins. Cette congestion énorme, cette diapédèse considérable nous a paru être la lésion dominante de la néphrite varioleuse. Il s'agit là d'un véritable œdème aigu du rein, très semblable à celui que l'on observe dans le rein scarlatineux, et qui a été si bien décrit par M. le professeur Renaut.

Que faut-il conclure de ces faits si nets et si précis ?

M. Gaucher (Société de Biologie, 22 janv. 81) trouva dans les urines d'un malade atteint de diphtérie des micrococcus ; il pensa que cette néphrite est de nature parasitaire et que l'organisme à une tendance à éliminer par les reins les microbes de la diphtérie. La néphrite varioleuse du début reconnaît-elle une semblable origine ? Nous ne pouvons malheureusement nous prononcer ; pour des causes indépendantes de notre volonté, il nous est impossible de donner ici le résultat des recherches microscopiques sur les urines de nos malades.

On a incriminé le traitement comme cause déterminante de l'albuminurie. Presque tous nos malades, soumis soit aux bains froids ou à l'enroulement dans le drap mouillé, soit à la méthode Du Castel, ont présenté de l'albuminurie dans les urines dès leur entrée à l'hôpital, c'est-à-dire avant tout traitement actif.

Nous ne nous occuperons pas de l'idée de M. Quinquaud, qui a découvert que l'albuminerie de la variole était due uniquement à l'alcoolisme ; les jeunes filles d'une quinzaine d'années, dont nous publions plus haut les observations, ne tombent pas précisément sous cette accusation bizarre.

Quant à l'albuminurie de la période de convalescence, nous pensons qu'en présence de l'analogie des lésions de la néphrite varioleuse et de la néphrite scarlatineuse, nous devons de même admettre une analogie causale pour les deux maladies. Dans la scarlatine, ce qui a été le plus incriminé comme cause déterminante de l'albuminurie de la convalescence, c'est l'impression du froid extérieur. Dans la variole, une cause identique peut être justement invoquée. Les faits que nous avons pu observer viennent nettement le prouver.

La disposition des salles d'isolement de l'hôpital de la Croix-Rousse, leur exposition à tous les vents est extrêmement défectueuse pour des malades convalescents. Pour aller aux salles de bains pendant la période de décrustation, les malades étaient obligés de faire en plein air et à une heure très matinale, un trajet relativement considérable. Ils étaient donc dans des conditions malheureusement très favorables à l'éclosion de l'albuminurie. Les faits de néphrite que nous avons étudiés se rapportent tous à des malades ayant pris froid, soit sur la galerie extérieure, soit en allant aux bains.

En résumé, dans l'albuminurie de la variole, nous sommes donc en présence d'un œdème aigu du rein, déterminé à la période aiguë probablement par une élimination des micrococcus de la variole et qui, à la période de convalescence, reconnaît pour cause déterminante l'impression du froid extérieur.

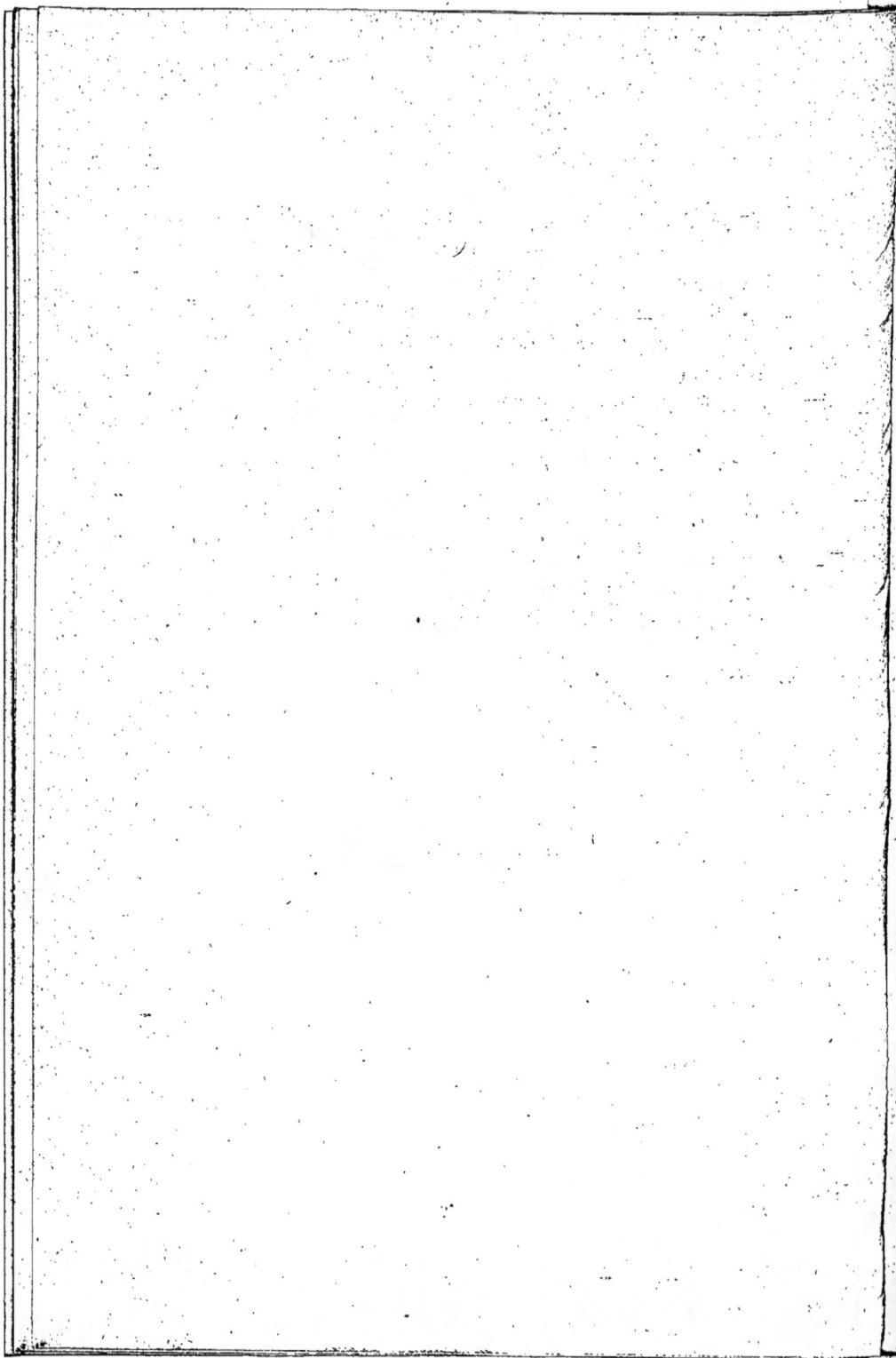

CONCLUSIONS

1° L'albuminurie de la période aiguë de la variole peut se montrer dans toutes les formes de la maladie, même dans de simples varioloïdes ; par contre, elle peut faire défaut dans les formes confluentes.

Elle apparaît ordinairement à la période d'invasion et cesse à la fin de la période d'éruption.

Elle ne se révèle par aucun signe clinique.

Elle n'influe nullement sur la marche de la variole dont elle est à cette période, plutôt un symptôme inconstant qu'une complication.

Elle ne nécessite, par suite, aucun traitement spécial.

2° L'albuminurie de la convalescence de la variole en est une complication fréquente.

Elle peut se rencontrer, même dans de simples cas de varioloïdes ; les malades ne présentant aucune trace de vaccination, paraissent y être plus prédisposés.

7

Elle apparaît généralement du 20 au 25° jour de la maladie.

Elle peut se compliquer d'anasarque et même de crises d'éclampsie souvent mortelles.

Le pronostic en est toujours grave.

3° L'albuminurie variolique, soit de la période aiguë, soit de la période de convalescence, est due à un œdème aigu du rein. De même que dans la scarlatine, elle reconnaît pour cause immédiate, à la période de décrustation, l'impression du froid extérieur.

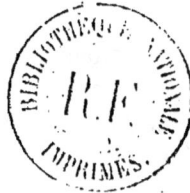

INDEX BIBLIOGRAPHIQUE

ABEILLE......... Traité des maladies à urines albumineuses et
               sucrées.
RAYER .... Maladies des reins, vol. II, p. 428. — 1840.
TROUSSEAU ...... Cliniques médicales, vol. I, p. 70.
JACCOUD......... Des conditions pathogéniques de l'albuminurie
               (Thèse inaugurale, Paris, 1860).
       Id.   Cliniques de la Charité (Mal de Bright).
       Id.   Dictionnaire. — Art. *Albuminurie*.
GUBLER .... Dictionnaire encyclopédique. — Art. *Albuminurie*.
QUINQUAUD ...... Quelques. réflexions sur une épidémie de variole
               observée à l'hôpital de la Pitié, en 1870 (Archi-
               vès générales de médecine, série 6, tome XVI,
               p. 327. — 1870).
HUCHARD........ Etudes sur les causes de la mort dans la variole
               (Thèse de Paris, 1872).
LABORDE. .... Revue clinique du service du professeur Gubler
               (Gazette hebdomadaire, 1871).
CARTAZ......... De l'albuminurie variolique (Lyon médical, 1871,
               nos 17 et 18, p. 200, 259, 272).
SHEBY-BUCH .... Bericht über das material des Hamburger Pocke-
               nhauses, vom August bis 1871 Februar, 1872
               (rapport de l'épidémie de variole observée à
               l'hôpital des varioleux de Hambourg, d'août
               1871 à février 1872). — Archiv für dermato-
               logie und syphilis, 1872, p. 506.

BOURRU......... De l'albuminurie dans la variole (Thèse de Paris, 1874).

SAMSON GEMMELL. Albuminuria a sequala of Smallpox. (De l'albuminurie consécutive à la variole.) *The Glasgow médical journal*, octobre 1874.

ROSENSTEIN...... Traité pratique des maladies des reins, 1874, p. 284.

LÉCORCHÉ....... Traité des maladies des reins, 1875, p. 141.

LEUDET .... Hydropisies et accidents rénaux dans la convalescence de la variole. (Association française pour l'avancement des sciences, Session de Reims, 1880, séance du 13 août.)

BARTHÉLEMY..... De la variole. (Thèse de Paris, 1880, p. 223.)

COUILLAUT....... De l'albuminurie dans la variole. (Thèse de Paris, 1881.)

HORTOLÈS....... Etude du processus histologique des néphrites. (Thèse de Lyon, 1881.)

CORNIL et BRAULT. Etude sur la pathogénie du rein, 1884, chap. V, § a.

RENAUT......... De la néphrite congestive aiguë (*Gazette médicale de Paris*, 1884, nos 17, 18, 19, p. 194, 205, 217).

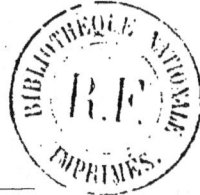

Lyon. — Imprimerie Nouvelle, rue Ferrandière, 52

248

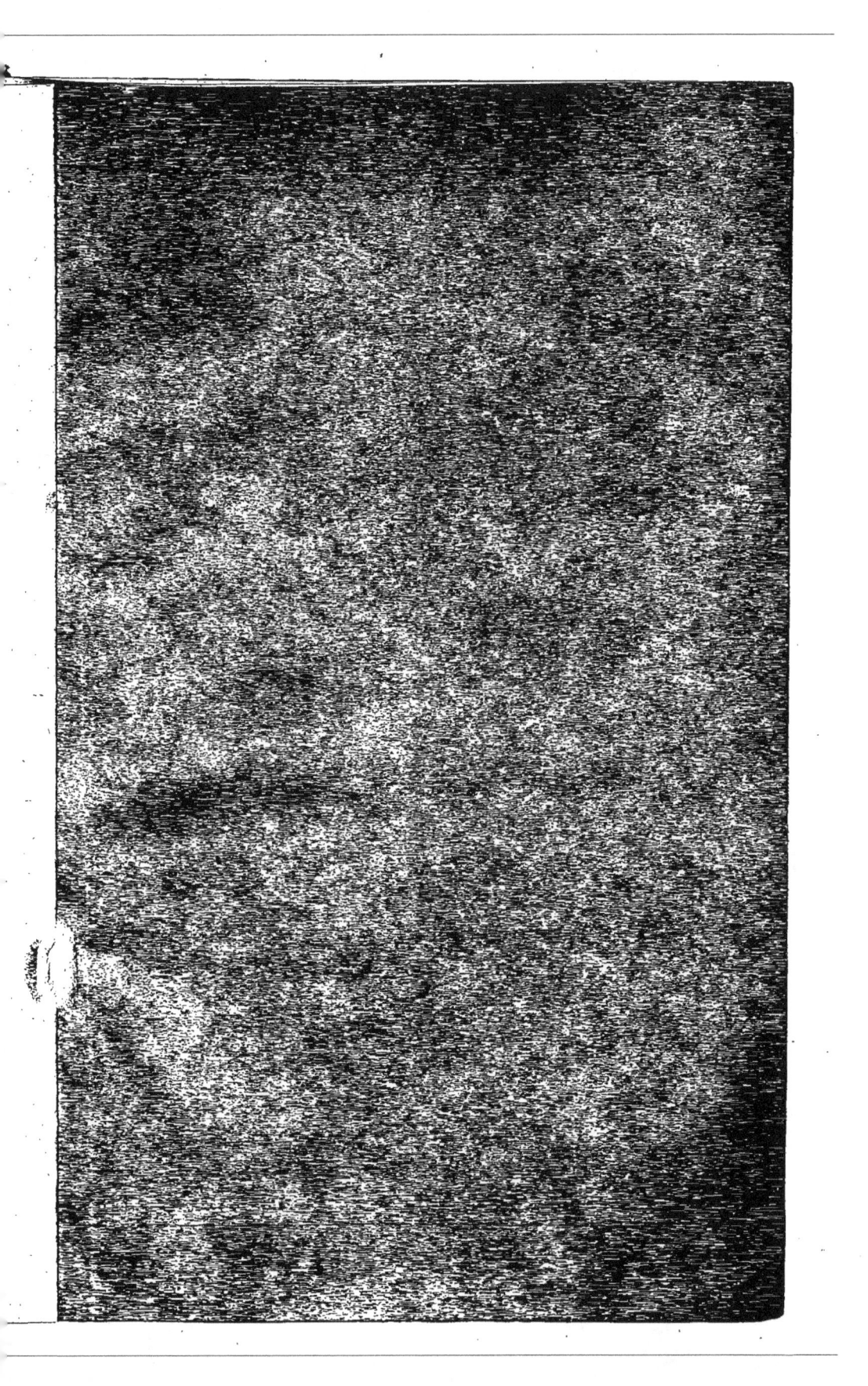

Lyon. — Imprimerie Nouvelle, rue Ferrandière, 52